Mosaik bei
GOLDMANN

Buch

Neben Gesundheit und finanzieller Sicherheit gilt eine funktionierende Partnerschaft als essenzieller Bestandteil des Glücks. Denn trotz des immer größer werdenden Heers von Singles haben nur die wenigsten diesen Zustand freiwillig gewählt. Aber wie findet man den passenden Partner fürs Glück zu zweit?
Eric Hegmann hat in Zusammenarbeit mit Diplompsychologin Lisa Fischbach zahlreiche Interviews, Fragebögen und wissenschaftliche Studien ausgewertet und dabei eine ganze Reihe von Faktoren erkannt, die als Beziehungsverhinderer im Wege stehen. In diesem Buch erklärt er, wie man diese Störfaktoren erkennt und bekämpft, um sich von überzogenen Erwartungen trennen zu können und endlich den Menschen zu finden, der für eine langfristige Partnerschaft taugt.

Autor

Eric Hegmann, Jahrgang '66, ist Journalist, Autor und Kommunikationstrainer und schreibt als Experte für zahlreiche Zeitschriften und Magazine. Seine Kolumne »Generation Singles« erscheint wöchentlich bei stern-online. Außerdem ist er beratend tätig für PARSHIP.de, die größte Online-Partneragentur für langfristige Beziehungen im deutschsprachigen Raum. Mehr Informationen über Eric Hegmann finden Sie im Internet unter
www.eric-hegmann.de

Die Diplom-Psychologin Lisa Fischbach, Jahrgang '67, arbeitet als Coach, Trainerin und Singleberaterin. Sie bietet im Rahmen ihrer Tätigkeit Seminare an, die sich mit den Themen Partnersuche, Kennenlernen und Beziehung auseinandersetzen.
www.lisa-fischbach.de

Von Eric Hegmann außerdem bei Mosaik bei Goldmann
Online-Dating (16624)
Dating-Regeln (16678)

Eric Hegmann
in Zusammenarbeit mit
Lisa Fischbach

Die Traumprinz-Falle

Wie Sie den Mann kriegen,
der wirklich zu ihnen passt

Mosaik bei
GOLDMANN

Alle Ratschläge und Hinweise in diesem Buch wurden vom Autor und vom Verlag sorgfältig erwogen und geprüft. Eine Garantie kann dennoch nicht übernommen werden. Eine Haftung des Autors beziehungsweise des Verlags für Personen-, Sach- und Vermögensschäden ist daher ausgeschlossen.

FSC
Mix
Produktgruppe aus vorbildlich bewirtschafteten Wäldern und anderen kontrollierten Herkünften

Zert.-Nr. SGS-COC-1940
www.fsc.org

Verlagsgruppe Random House FSC-DEU-0100
Das für dieses Buch verwendete FSC-zertifizierte Papier *Munken Print* liefert Arctic Papers Munkedals AB, Schweden.

2. Auflage
Originalausgabe Juni 2007

Umschlaggestaltung: Design Team München
Umschlagmotiv: Collage Getty Images/
Barraud + Getty Images/Hellhake
Redaktion: Bettina Spangler, München
Satz: Uhl+Massopust, Aalen
Druck und Bindung: GGP Media GmbH, Pößneck
WR · Herstellung: Han
Printed in Germany
ISBN 978-3-442-16898-9

www.mosaik-goldmann.de

Inhalt

4. Wie sehr die Partnerwahl unser Leben bestimmt

5. Wege aus der Traumprinz-Falle

6. Traumprinz oder Kompromisspartner?

7. Die häufigsten Beziehungsfallen

Willkommen in der Traumprinz-Falle

Zwei Drittel der deutschen Singles haben ein ganz konkretes Bild ihres Wunschpartners im Kopf. Wie er aussehen und wie er sich verhalten soll, damit sie sich in ihn verlieben können. Manche suchen aktiv nach diesem Traumpartner, andere warten geduldig auf ihn.

Ich möchte Ihnen zeigen, dass freie Partnerwahl nicht gleichbedeutend mit der Suche nach dem Traumprinzen sein muss und dass so mancher vermeintliche Traumprinz die Voraussetzungen für eine dauerhafte und befriedigende Beziehung gar nicht mitbringen würde. Meiner Erfahrung nach ist der Traumprinz vielmehr eine idealisierte Gestalt, die wenig bis nichts mit dem Partner zu tun hat, mit dem wir eine traumhaft schöne und glückliche Beziehung führen könnten. Fehlende Rollenvorbilder, wenige eigene Beziehungserfahrungen und eine Gesellschaft, die die freie Partnerwahl als erstrebenswertes Gut auserkoren hat, lassen uns in die Traumprinz-Falle tappen. Hinzu kommen weitere Faktoren einer zunehmenden Beziehungs- und Bindungsunfähigkeit: Eine falsche Selbsteinschätzung des eigenen Marktwerts auf dem Partnerwahlmarkt, und daraus resultierende unangemessene Erwartungen an den Partner sowie eine gehörige Portion Angst – Angst vor Bindung, vor Enttäuschung – und die fehlende Einsicht, dass eine positive Beziehungsgestaltung eine Menge Arbeit erfordert.

Wir vermuten heute: Liebe ist (vor allem) Chemie. Hormone, beispielsweise das Bindungshormon Oxytocin, das in Mutter-Kind-Beziehungen oder beim Sex eine Rolle spielt, sind Auslöser für das Gefühl von Verliebtsein. Wie wir dieses Gefühl erleben, bestimmt unser evolutionäres Erbe, mit wem, dafür sorgen genetisch festgelegte Codes. Die verschlüsselten Botschaften der anderen nehmen wir beispielsweise mittels Gerüchen auf, die von unserem Gehirn dechiffriert und mit dem eigenen Code abgeglichen werden. Und wo wir den passenden Partner finden, lässt sich schnell statistisch belegen: Die meisten Menschen treffen ihren zukünftigen Partner im Freundeskreis, am Arbeitsplatz oder bei Freizeitaktivitäten – also in ihrer unmittelbaren Umgebung.

Da wir uns Ähnlichkeiten und Gemeinsamkeiten mit unserem Partner wünschen, ist durch ein geteiltes Umfeld bereits gewährleistet, dass uns ein so gefundener potenzieller Partner in einigen Lebensmotiven und Wertvorstellungen ähnlich ist. Sowohl Männer als auch Frauen achten bei der Partnerwahl stark auf Verlässlichkeit und Glaubwürdigkeit. Dies garantiert zum Teil das vertraute Umfeld, denn bei einem völlig Fremden lassen sich so leicht keine Aussagen über seine Glaubwürdigkeit treffen. Hinzu kommen bei der Frau sozioökonomische Überlegungen: Kann mein künftiger Partner mich und den Nachwuchs versorgen, wenn wir eine Familie gründen?

Bei so vielen entscheidenden Faktoren grenzt es an ein Wunder, dass wir uns überhaupt noch verlieben. Denn zugleich ist der richtige Zeitpunkt nicht unerheblich: Wir verlieben uns nämlich nur, wenn alles zu passen scheint – und dann noch dieser Moment hinzukommt, in dem wir im anderen ein gemeinsames Entwicklungspotenzial vermuten. Diese innere Bereitschaft ist der ausschlaggebende Faktor, sozusagen das notwendige Tüpfelchen auf dem i.

Sie werden in diesem Buch einer ganzen Menge theoretischer Studien begegnen, doch finden Sie auch eine ganze Reihe praktischer Tipps und Hinweise, die Ihnen die Suche nach einem Partner erleichtern sollen. Diese sind in Zusammenarbeit mit der Diplom-Psychologin Lisa Fischbach entstanden.

Um eine beständige Beziehung führen zu können, müssen wir uns vom Bild des Traumprinzen verabschieden. Denn die Suche nach dem geträumten Prinzen hindert uns daran, den Partner zu finden, der wirklich zu uns passt und mit dem wir glücklich werden können. Dazu braucht es allerdings ein wenig Reflektionsvermögen und Mut, auf die eigenen Instinkte zu hören (und sie im richtigen Moment zu hinterfragen). In die Traumprinz-Falle zu tappen, ist einfach. Sie wieder zu verlassen, wird ebenso leicht sein, wenn Sie dieses Buch zu Ende gelesen haben.

Eric Hegmann, Hamburg, Januar 2007

1. Einführung: Freie Partnerwahl

von Diplom-Psychologin Lisa Fischbach

Liebe und Partnerschaft sind von zentraler Bedeutung für die Befindlichkeit des Menschen. Schon Freud definierte seelische Gesundheit als Arbeits- und Liebesfähigkeit. Hierzulande hängt das Gefühl, ob sich jemand insgesamt zufrieden fühlt oder nicht, neben der Gesundheit vor allem von der Qualität seiner wichtigsten zwischenmenschlichen Beziehungen ab, insbesondere von der zum Lebenspartner.

Kein Wunder also, dass die meisten Erwachsenen in erster Linie nach einer glücklichen Beziehung streben. Entsprechend verständlich ist auch, dass sich der überwiegende Teil der Singles Gedanken darüber macht, wie er das Alleinsein beenden und einen Partner finden kann. Denn nur für diejenigen Singles, die diesen Zustand freiwillig und bewusst gewählt haben, gilt diese Phase als rundum attraktive Lebensform, in der sie das Gefühl haben, nichts zu entbehren.

Auch wenn in unserer heutigen Singlegesellschaft ein Leben ohne feste Partnerschaft kein Stigma mehr ist wie noch vor einigen Jahrzehnten und nicht dazu führt, von bestimmten gesellschaftlichen Aktivitäten ausgeschlossen zu sein, wünschen sich die meisten diesen Zustand nur als zeitlich begrenzte Übergangsphase zwischen zwei Partnerschaften.

Dies spiegelt auch die psychosoziale Entwicklung der letzten Jahrzehnte wider. Wurde noch in den Neunzigerjahren der autonome, finanziell unabhängige, erfolgreiche Single – ausgestattet mit allen Freiheiten der Emanzipation – als eine Leitfigur der modernen, mobilen Industriegesellschaft gesehen, trägt er heutzutage nicht mehr dieses attraktive Image. Doch hat sich nicht nur die gesellschaftliche Bewertung des Alleinstehenden geändert. Auch der Sinn weiterer Individualisierungstendenzen in unserer Kultur wird zunehmend in Frage gestellt, und mit der zunehmenden Vereinzelung wächst bei vielen wieder verstärkt das Bedürfnis nach Zugehörigkeit und Gemeinschaft. Unsere archaische Sehnsucht nach Nähe, Geborgenheit und Intimität ist nach wie vor die treibende Kraft, die uns immer wieder dazu bringt, Beziehungen aktiv zu suchen und einzugehen.

Warum aber fällt es so vielen von uns gegenwärtig so schwer, den richtigen Partner fürs Leben zu finden? Die postmoderne Partnerwahl ist in Zeiten von Emanzipation und Globalisierung freigegeben für eine persönliche Neuorientierung jenseits aller Einschränkungen, Grenzen und Regeln. Der Liebe werden keine Vorschriften mehr gemacht. Wir müssen nicht heiraten, um zu lieben, und Liebe muss nicht zwangsläufig in der Ehe münden. Wir suchen und finden unsere bessere Hälfte in unserer unmittelbaren Umgebung, gelegentlich aber auch weit entfernt auf anderen Kontinenten und in fremden Kulturen. Die neu gewonnene Freiheit der Postmoderne ist weitgehend immun gegen Regeln und Vorschriften, wie sie der Partnerschaft und Zweisamkeit einst auferlegt waren. Doch gilt es heute, diese Freiheit aktiv zu gestalten und diese Herausforderung anzunehmen, denn bei so manchem sorgt die Vielzahl an Möglichkeiten zunächst einmal für Unsicherheit und Orientierungslosigkeit.

Liegt darin vielleicht der Grund, warum wir, befreit von jeglichen Zwängen, im Zeitalter jenseits der Zweck- und Versorgungsehen nun ungeübt in die Traumprinz-Falle tappen? Fest steht, dass sich unsere Erwartungen und Ansprüche an eine Beziehung und ihre Qualität in einer Kultur der freien Partnerwahl und romantischen Liebe verändert haben. Wir suchen in unserem Partner mehr als nur den Vater oder die Mutter der Kinder, brauchen den Schritt in eine feste Beziehung nicht mehr als Legitimation, das Elternhaus zu verlassen, oder als Voraussetzung für Geschlechtsverkehr, wie noch in den Sechzigerjahren. Schon lange nicht mehr ist eine Partnerschaftsform wie die Ehe die einzige Chance, die soziale Schichtzugehörigkeit zu wechseln.

Welche Funktion hat eine feste Beziehung in der heutigen Zeit dann eigentlich noch? Nach dem Aufbrechen ihrer traditionellen Rolle muss eine Partnerschaft sich mittlerweile mehr an ihren inneren Werten messen lassen. Sie steht heute deutlicher auf dem Prüfstand, denn einen Partner zu verlassen, hat aus gesellschaftlicher Perspektive kaum mehr negative Konsequenzen. Umso mehr rückt die Beziehungsqualität in den Vordergrund.

Beziehungszufriedenheit ist das entscheidende Kriterium, nach dem beurteilt wird, ob es sich lohnt, weiter zu investieren oder aus einer Liebesbeziehung auszusteigen. Und eben diese Beziehungszufriedenheit legt jeder nach seinem ganz persönlichen Maßstab fest. Dass die Frage nach der Qualität überhaupt in dieser Grundsätzlichkeit gestellt werden kann, ist ein luxuriöser Zugewinn der gesellschaftlichen Entwicklung der letzten Jahrzehnte. Doch birgt diese neu gewonnene Freiheit nicht ausschließlich Vorteile, wie beispielsweise die Möglichkeit, jeden Tag aufs Neue eine Bilanz der eigenen Partnerschaft ziehen zu können. Nachteilig kann die Qual der Wahl erlebt werden – halte ich an der Beziehung fest oder schaue ich mich lieber nach einem neuen Partner mit günstigeren Eigenschaften und Fähigkeiten um, durch die sich die Probleme aus der alten Beziehung lösen.

Aber gerade dieser vereinfachte Weg des Partnerwechsels führt selten zu einer tiefgreifenden Lösung von Bestand. Häufig treten nach anfänglicher Verliebtheit bei der neuen Liebe altbekannte Konflikte und Probleme zutage. Die Lösung für alle Probleme – auch die intimsten – wird im Außen gesucht, der Partner wird zum entscheidenden Faktor für das Gelingen einer Beziehung erklärt.

Diese Entwicklung erweist sich jedoch in letzter Konsequenz als äußerst problematisch. Soziologische Studien unter weiblichen und männlichen Studenten zeigen, dass noch vor ein bis zwei Jahrzehnten Beziehungen deutlich länger hielten, es aber häufiger zu Seitensprüngen kam. Die moderne Beziehungsform bezeichnen manche Experten, wie beispielsweise der Sexualwissenschaftler Gunter Schmidt, auch als »serielle Monogamie«: Die Bereitschaft, an der bestehenden Beziehung festzuhalten und Konflikte wie einen Seitensprung aufzuarbeiten, weicht einem viel höheren Anspruch an Verbindlichkeit zwischen den Partnern, der aber an eine weitaus höhere Trennungsbereitschaft geknüpft ist. »Vielleicht war er eben nur noch nicht der Richtige«, mag die eine oder andere denken und macht zugleich einen großen Schritt in Richtung Traumprinz-Falle.

Aufgrund der hier skizzierten Herausforderungen der modernen Partnerschaft beschäftigt sich dieses Buch vorrangig mit den folgenden zentralen Fragen: Woran erkenne ich die Dynamiken, die mich dazu bringen, in die Traumprinz-Falle zu tappen? Wie finde ich überhaupt einen Partner, der zu mir passt und mit dem ich das Glück zu zweit aufbauen und auf Dauer festigen kann?

In meiner Arbeit als Diplompsychologin und Singlecoach steht die elementare Frage nach Mr. Right häufig im Mittelpunkt der Beratung, schließlich ist die Wahl des passenden Partners bzw. der passenden Partnerin eine wesentliche Voraussetzung jeder auf Dauer funktionierenden Beziehung. Doch wie gelingt es, selbstbewusst die richtige Wahl zu treffen? Die Schwierigkeit liegt darin, dass wir unsere Partner nach bestimmten Kriterien und Mustern auswählen, diese aber zu einem Großteil unbewusster Natur sind. Sie beeinflussen und lenken uns, ohne dass wir uns über diese Mechanismen im Klaren sind. So lassen sie sich auch nur bedingt steuern. Wir verlieben uns, um unsere Bedürfnisse nach körperlichem, geistigem und emotionalem Austausch zu befriedigen. Auf das Geben und Nehmen eines Beziehungslebens wirken Wünsche, Sehnsüchte und Bedürfnisse, die sich in der individuellen Lebensgeschichte mit ihren positiven und negativen Erfahrungen gebildet und verfestigt haben. Diese spezielle Bedürfnisstruktur prägt unbewusst unsere Partnersuche und -wahl und lenkt uns in unserem Beziehungsalltag.

Doch auch unsere Instinkte und Gene beeinflussen uns bei der Entscheidung, wen wir attraktiv finden. Diese Einflussgrößen sind kaum zu verändern, und es führt nicht zum Erfolg, wenn wir versuchen, uns gegen sie zur Wehr zu setzen. Bestimmte Verhaltensweisen an sich selbst zu entdecken und ihnen Aufmerksamkeit zu schenken, ist bei der Suche nach der großen Liebe allerdings hilfreich.

Die Partnerwahl ist ein höchst komplexer und vielschichtiger Prozess. Dieses Buch soll Sie dabei unterstützen, sich diesem facettenreichen Thema zu nähern und zu neuen Erkenntnissen zu gelangen. Dabei ist es notwendig, Fakten, Determinanten und Perspektiven zu beleuchten, die bei der Partnerwahl eine Rolle spielen. Gerade die Fülle an Faktoren, die auf den Prozess vom Kennenlernen bis hin zur reifen Liebe und tragfähigen Beziehung einwirken, machen das Thema so spannend und in einem verlockenden Sinne geheimnisvoll.

Trotz biochemischer Faktoren und evolutionspsychologischem Erbe hängt es aber letzten Endes immer noch überwiegend von Ihnen selbst und Ihrer bewussten Entscheidung ab, wer der Richtige für Sie ist. Umso wichtiger ist das Wissen um den bewussten und steuerbaren Teil und eine Annäherung an die unbewussten Mechanismen. Ausschlaggebend ist jedoch, dass Sie sich möglichst umfassend und tiefgehend Ihrer eigenen Bedürfnisse, Erwartungen und Ziele bewusst werden, die Sie mit Ihrem Partner leben wollen. Denn je besser Sie sich selbst kennen, sich Ihrer Fähigkeiten, Ängste und Dynamiken bewusst sind, umso erfolgreicher können Sie die Suche nach einem Partner und die Beziehung mit Ihrem Liebsten gestalten.

Wer seine innersten Bedürfnisse und Wünsche und die daraus entstehenden Erwartungen und Ansprüche an eine Partnerschaft erkennt, die Bereitschaft entwickelt hat, diese realistisch zu hinterfragen und für eine künftige Beziehung die entsprechende Arbeit an sich selbst zu leisten, hat einen entscheidenden Schritt unternommen, sich sein Beziehungsglück zu gestalten – und der Traumprinz-Falle zu entgehen.

Lisa Fischbach, Hamburg, Januar 2007

2. Das Wesen der Singles

Die unterschiedlichen Single-Typen

Beginnen wir kurz mit einer Definition, wer denn überhaupt als Single gilt. In vielen Studien werden ledige Personen oder Ein-Personen-Haushalte als Singles bezeichnet. Die Partneragentur PARSHIP.de hat in einer Studie die Frage in den Vordergrund gestellt, ob eine Partnerschaft besteht oder nicht. Demnach leben in Deutschland immerhin 11,2 Millionen Singles (zwischen 18 und 69 Jahren), und von denen wünschen sich 32 Prozent eine langfristige Beziehung und etwa 15 Prozent nur eine kurze Affäre.[1]

Hierbei ist ein Rückwärtstrend zu vermeintlich alten Werten festzustellen: Viele Vertreter der jungen Generation bis 35 Jahre suchen einen Partner, der bleibt – am liebsten für immer. 29 Prozent der 25- bis 34-Jährigen wünschen sich eine langfristige, monogame Beziehung, Tendenz steigend. Knapp davor liegen mit 34 Prozent die 35- bis 50-Jährigen, denen bisher immer der größte Leidensdruck bei der Suche nach Mr. und Mrs. Right attestiert wurde, Tendenz sinkend.

---

1 Erste Europäische PARSHIP Single-Studie, Hamburg 2005.

Dieser Trend scheint sich auch im europäischen Gesamtbild zu bestätigen. Im Nachbarland Österreich streben nur 29 Prozent der Älteren nach einer festen Bindung, aber 47 Prozent der Jüngeren.

Wie leben nun eigentlich Singles? Sind sie frustriert, wie manche Zeitschriften in regelmäßigen Abständen behaupten, oder genießen sie ein Leben in Freiheit und Abenteuer mit abwechslungsreichem Sex? Die Antwort fällt ernüchternd aus: Bei einer Umfrage unter Singles in den vier deutschen Großstädten Hamburg, Berlin, Köln und München erklärte nur knapp jeder vierte Befragte, mit seinem Sexualleben zufrieden bis sehr zufrieden zu sein. Getrübt wird der Spaß durch den gefühlten Druck zahlreicher Singles, sich einen Partner zulegen zu müssen. In der Hansestadt trifft dies auf die meisten Befragten, immerhin 74 Prozent, zu.[2]

Wenn der Leidensdruck so hoch ist, warum gehen diese Singles dann keine feste Beziehung ein? Weil sie die oder den Richtigen noch nicht getroffen haben, sagen etwa 60 Prozent; weil sie noch niemanden getroffen haben, der ihren Ansprüchen gerecht wird, stimmen 45 Prozent zu, und weil sie sich selbst als zu schüchtern bezeichnen, um auf andere zuzugehen, geben 35 Prozent an. Schlechte Erfahrungen halten immerhin 32 Prozent der Singles von einer neuen Beziehung ab.

2 PARSHIP/Innofact »Single-Studie Deutschland 2006 – Großstädtevergleich«.

Was zeichnet nun den typischen Single aus und warum führt er keine Beziehung?

Ich möchte Ihnen im Anschluss an den Test im folgenden Kapitel fünf Prototypen (die Pessimistin, die Selbstbewusste, die Leidenschaftliche, die Pragmatische und die Anspruchsvolle) vorstellen. Niemand ist jedoch ein bestimmter Typ, sondern hat Anteile von allen, aber eben verschieden stark ausgeprägt. Es kann durchaus sein, dass Sie sich mit einzelnen Aspekten eines Single-Typen identifizieren können, mit anderen nicht. Lassen Sie sich dadurch nicht verunsichern: Jede Persönlichkeit ist so mannigfaltig, dass eine hundertprozentige Übereinstimmung unmöglich ist. Jeder von uns ist immer ein Mischtyp. Wenn Sie sich also in keinem dieser Prototypen wiederfinden – oder sogar in mehreren –, lesen Sie gerne alle Ratschläge und setzen Sie gegebenenfalls das um, was Ihnen passend erscheint, selbst wenn Sie sich nach dem Test einem Single-Typ zugeordnet finden, der Ihnen auf den ersten Blick wenig kompatibel mit Ihnen selbst erscheint.

Test: Welcher Single-Typ bin ich?

Wenn Sie wissen möchten, welchem Typ Single Sie entsprechen, dann beantworten Sie die folgenden Fragen möglichst spontan. Vielleicht können Sie sich bei der einen oder anderen Frage schwer entscheiden, weil mehrere Antworten passend erscheinen. Entscheiden Sie sich immer für die Antwort, die in Ihrer derzeitigen Lebenssituation am ehesten zutrifft.

1. Welche Aussage trifft auf Ihr Singledasein zu?	**Punkte**
❒ Ich bin insgesamt zufrieden und überzeugt, dass der Richtige noch kommt	**1**
❒ Ich bin weder zufrieden noch unzufrieden und warte geduldig auf den Richtigen	**3**
❒ Ich bin unzufrieden und habe wenig Hoffnung, einen Partner zu finden	**0**
❒ Ich bin unzufrieden, aber ich weiß, der Richtige kommt noch	**4**
❒ Ich bin absolut unzufrieden und verzweifelt auf der Suche nach einem Partner	**2**

2. Wie würden Sie Ihre berufliche Situation beschreiben?

❒ Meine Karriere läuft großartig	**4**
❒ Mein Job macht mir Spaß	**1**
❒ Ich bin froh, überhaupt einen Job zu haben	**0**
❒ Ich schlage mich so durch	**3**
❒ Ich halte mich eben so über Wasser	**2**

3. Wie würden Sie sich selbst beschreiben?

❒ Mit meinem Äußeren bin ich eher unzufrieden	**0**
❒ Mit meinem Äußeren bin ich recht zufrieden	**1**
❒ Mit meinem Äußeren bin ich unzufrieden	**2**
❒ Mit meinem Äußeren bin ich zufrieden	**3**
❒ Mit meinem Äußeren bin ich sehr zufrieden	**4**

4. Wo und wie lernen Sie Männer kennen?

❒ Im Bekannten- und Freundeskreis **3**

❒ Das ist stets ein Unterfangen mit wenig Aussicht auf Erfolg **0**

❒ Wenn überhaupt, dann im Internet, weil ich kaum ausgehe **2**

❒ Eigentlich überall, wenn ich flirte, habe ich sehr gute Chancen **1**

❒ In beruflichen Zusammenhängen **4**

5. Was zählt für Sie am meisten beim Verlieben?

❒ der erste Blick **2**

❒ der erste Satz **3**

❒ die Faszination des anderen **1**

❒ die erste Berührung **4**

❒ Hauptsache, man passt irgendwie zusammen **0**

6. Sie haben sich eben erst kennengelernt, und für das zweite Date überlassen Sie ihm die Planung des Abends. Womit kann er Sie glücklich machen?

❒ Auf jeden Fall etwas Besonderes und Anspruchsvolles, z. B. eine aufregende Schnitzeljagd durch die Stadt, die dann im Bett bei Champagner endet **1**

❒ Ich bin da nicht festgelegt, wichtig ist nur, der Abend wird kein Flop **0**

❐ Er überrascht Sie mit Theaterkarten und anschließend einem Drink in der Bar, in der Sie sich kennengelernt haben **2**

❐ Sie besuchen gemeinsam einen Kochkurs für frisch Verliebte **3**

❐ Er holt Sie von der Arbeit ab und fährt mit Ihnen in dieses neue Restaurant, das so gut besprochen wurde **4**

7. Liebe ist…

❐ füreinander zu sorgen und gemeinsam Verantwortung zu übernehmen **4**

❐ Kompromisse einzugehen, den Partner so zu akzeptieren, wie er ist **0**

❐ mit dem Partner eins zu werden und zu verschmelzen **2**

❐ sich verbunden fühlen und gleichzeitig seine Unabhängigkeit behalten **3**

❐ ein aufregendes Abenteuer, in dem man sich immer wieder neu entdecken kann und sich gemeinsam entwickelt **1**

8. Was ist Ihnen in einer Beziehung am wichtigsten?

❐ Eine gesunde Mischung aus anspruchsvollen Gesprächen und gutem Sex **4**

❐ Zuverlässigkeit **3**

❐ Ausgewogenheit im Geben und Nehmen **0**

❐ Intimität **1**

❐ Nähe und Geborgenheit **2**

9. Was erwarten Sie von einer Beziehung?

- ❐ Ich erwarte, dass meine Familie meinen Partner voll und ganz akzeptiert **4**
- ❐ Ich erwarte nichts, aber ich hoffe auf Nähe, Akzeptanz und gegenseitige Fürsorge **0**
- ❐ Ich erwarte ein intensives und befriedigendes Verhältnis, Bereitschaft zur Entwicklung, anspruchsvolle Kommunikation und Humor **1**
- ❐ Ich erwarte, dass alle meine Handlungen in einem Zusammenhang mit meiner Beziehung stehen und sich ein außerordentliches Wir-Gefühl entwickelt **2**
- ❐ Ich erwarte, dass meine Beziehung auf Dauer immer besser wird, weil ich mich besser auf meinen Partner einstellen kann **3**

10. Wie wichtig ist Ihnen die Ehe?

- ❐ Die meisten Ehen werden heute geschieden. Wozu also? **0**
- ❐ Eine frühe Heirat beweist mir, dass er es wirklich ernst meint **4**
- ❐ Wer heiraten möchte, soll das tun. Die Ehe ist eine gute Möglichkeit, Geld zu sparen, zum persönlichen Glück trägt sie wenig bei **3**
- ❐ Heiraten ist mein Lebensziel **2**
- ❐ Die Ehe ist ein Auslaufmodell, das ich für mein persönliches Glück nicht brauche **1**

11. Wenn Sie eines Tages Ihren Kindern erzählen, wie Sie Ihren Partner getroffen haben, welches Motto trifft dann wohl am ehesten zu?

- ❐ Ich hatte die Hoffnung schon fast aufgegeben **0**
- ❐ Ich habe alles dafür getan, dass er mich liebt. **2**
- ❐ Geteiltes Leid ist halbes Leid **3**
- ❐ Es war Liebe auf den ersten Blick, genau mein Typ! **1**
- ❐ Wir passten gut zusammen und teilten vieles miteinander **4**

12. Was mögen Sie an einem Mann?

- ❐ Er muss viel Geduld mitbringen und fair sein **0**
- ❐ Er muss männlich-markant und gutaussehend sein **1**
- ❐ Er muss ein beeindruckender Typ mit Charisma sein **4**
- ❐ Er muss zuverlässig und vertrauenswürdig sein **3**
- ❐ Er muss eine starke Person sein, damit ich mich anlehnen kann **2**

13. Welcher Aussage stimmen Sie am ehesten zu?

- ❐ Liebe lässt sich nicht beschreiben **0**
- ❐ Liebe setzt sich aus unterschiedlichen Gefühlen und Zuständen zusammen **4**
- ❐ Liebe ist die Königsdisziplin **1**
- ❐ Das Gegenteil von Liebe ist Einsamkeit **2**
- ❐ Das Gegenteil von Liebe ist Gleichgültigkeit **3**

14. Welcher Typ Mann gefällt Ihnen?

- ❒ Ich habe kein festgelegtes Bild im Kopf **0**
- ❒ Männer, die Tacheles reden und bei denen man weiß, woran man ist **3**
- ❒ Männer, die was zu bieten haben: Aussehen, Benehmen, Intelligenz und Humor **4**
- ❒ Männer, die das Bedürfnis haben, eine Frau zu beschützen und zu versorgen **2**
- ❒ Männer, die gut zuhören können und sich von Anfang an verbindlich zeigen **1**

15. Welche der folgenden Aussagen trifft am ehesten auf Sie zu?

- ❒ Eine ideale Partnerschaft entwickelt sich mit der Zeit durch die Beziehungsarbeit beider Partner **1**
- ❒ Ob eine Beziehung funktioniert, hängt in erster Linie davon ab, wie die Partner ihre Konflikte lösen **3**
- ❒ Nichts ist für die Ewigkeit bestimmt, auch eine Beziehung nicht **2**
- ❒ Zwei Menschen sind füreinander bestimmt – oder eben nicht **0**
- ❒ Wenn die erste Leidenschaft verglüht, wird es in jeder Partnerschaft problematisch **4**

16. Auf welche Kontaktanzeige würden Sie antworten?

- ❒ Traumprinz sucht Prinzessin **4**
- ❒ Zweisam nicht einsam **0**

- ❐ Harmoniebedürftiger Mann sucht ebensolche Frau **2**
- ❐ Ich will alle deine Sinne verwöhnen **1**
- ❐ Lebenslustiger Mann sucht aktive Partnerin für alle Lebenslagen **3**

17. Welche der folgenden Aussagen trifft am ehesten auf Sie zu?

- ❐ Gegenseitiger Respekt und Akzeptanz sind die Grundvoraussetzungen in einer Beziehung **1**
- ❐ Ich möchte mit meinem Partner eine Beziehung von hoher Qualität führen **4**
- ❐ Die Beziehung, die ein Leben lang hält, gibt es nicht **0**
- ❐ Ohne einen Partner fühle ich mich nur halbwertig **2**
- ❐ Auch in einer Beziehung muss man Pro und Kontra abwägen **3**

18. Sie lernen jemanden kennen. Wonach beurteilen Sie ihn?

- ❐ Jeder hat Fehler, ich selbst auch. Daher senke ich meine Erwartungen **0**
- ❐ Wer viel zu bieten hat, darf auch viel fordern **1**
- ❐ Jeder hat Stärken und Schwächen. Da mache ich mir keine Illusionen **4**
- ❐ Ich kenne meine eigenen Fehler gut und hüte mich, beim anderen nur Fehler zu sehen **3**
- ❐ Vor allem nach seinen inneren Werten wie Einfühlungsvermögen und Treue und nach Gemeinsamkeiten **2**

Testauswertung

Werten Sie nun Ihre Punkte aus. Haben Sie überwiegend Antworten mit der Punktezahl 0 angekreuzt? Dann entsprechen Sie dem Typ Pessimistin. Haben Sie in etwa gleich oft Antworten mit Punktezahl 0 und 1 angekreuzt? Dann sind Sie ein Mischtyp und sollten die entsprechenden Auswertungen lesen.

Überwiegend 0: Die Pessimistin

Diesem Typ entsprechen etwa 21 Prozent aller Singles auf Partnersuche. Die Pessimistin ist vor allem in puncto Selbstbewusstsein, Aussehen, Optimismus und Gesundheit eher unzufrieden. Das Singledasein belastet sie nicht, glücklich macht es sie aber auch nicht. Sie stellt wenig Ansprüche an eine Beziehung und sucht einen Partner, der in allen Belangen gleichberechtigt ist. Kurze Beziehungen hat sie nur sehr wenige geführt. Wenn eine Beziehung auseinandergegangen ist, dann meist, weil sie nicht ausgeglichen genug war, sich also einer der beiden Partner emotional mehr engagiert hatte als der andere.

Im Gegensatz zu den meisten Singles hat sie von ihrem künftigen Partner kein konkretes Bild im Kopf. Ihre Schüchternheit steht ihr häufig im Weg, dabei suchen vier von fünf Singles aus dieser Gruppe durchaus zielgerichtet nach einem Partner. Allerdings sind sie pessimistisch, was den Erfolg dieser Suche betrifft: Immerhin 70 Prozent dieses Typs glauben, dass sie gar keinen Partner mehr finden werden, obwohl sie bereit wären, in einer Beziehung Kompromisse einzugehen. Für einen Partner übrigens, der bereits verheiratet war, ist der pessimistische Single in der Regel nicht zu begeistern.

Man könnte sagen: Wo andere das Glas halb voll sehen, nimmt die Pessimistin eher ein halb leeres Glas wahr. Sie schützt sich so vor möglichen Enttäuschungen: »Wer nichts erwartet, kann nicht enttäuscht werden«, so ihr Motto. Ihre Erwartungen an andere sind zum Teil auch deshalb so gering, weil sie selbst es gar nicht mag, wenn man zu viel von ihr erwartet. Dadurch fühlt sie sich unter Druck gesetzt, und das will sie auch niemand anderem antun. Ihre Ängste sorgen dafür, dass sie kein Risiko eingeht. Lieber verzichtet sie auf eine Erfahrung, als dass sie erlebt, wie eine Beziehung scheitert.

Trotz ihres Realitätssinns kann sie durchaus in die Traumprinz-Falle tappen, beispielsweise wenn sie sich auf einen Mann einlässt, von dem sie weiß, dass eine Beziehung mit ihm zum Scheitern verurteilt ist. Männer, die nicht zu haben sind, oder Männer, die sich nicht für sie interessieren, können ihr schnell als Traumprinz erscheinen. Manchmal lässt sie die vermeintliche Verliebtheit gerade deshalb zu, weil die Situation aussichtslos ist.

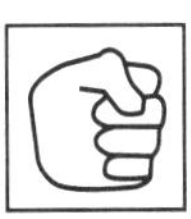

Überwiegend 1: Die Selbstbewusste

Sie ist in allen Bereichen überdurchschnittlich zufrieden. Mit 31 Prozent bilden diese Singles die größte und entspannteste Gruppe. Immerhin ein Drittel dieser Singles suchen gar keinen neuen Partner! Doch wenn es um eine Partnerschaft geht, stellt die Selbstbewusste hohe Ansprüche, vor allem ihre persönlichen Freiräume sind ihr wichtig. Meist ist sie diejenige, die eine Beziehung beendet, und sie hat ein paar mehr Beziehungen geführt, als die meisten anderen Singles. Die Vorstellung von ihrem Traumpartner hat die selbstbewusste Singlefrau detailliert ausgearbeitet, obwohl sie daran glaubt, dass es nicht nur einen, sondern mehrere Menschen gibt, die zu ihr passen könnten. Sie ist sich ziemlich sicher, dass sie einen Partner finden wird, verspürt jedoch keinen Leidensdruck, dies mit aller Gewalt zu versuchen.

Ihr soziales Netz ist überdurchschnittlich gut, sie pflegt intensive und dauerhafte Freundschaften, ist sehr aktiv, fühlt sich selten einsam oder frustriert. Ein potenzieller Partner muss sich bei ihr mächtig ins Zeug legen: Ihre Ansprüche an einen Partner sind hoch, wobei ihr Humor, Intelligenz, Auftreten und eine insgesamt lebensbejahende Grundeinstellung wichtiger sind als anderen. Die Ehe hält sie für ein reformbedürftiges Auslaufmodell, das sie für ihr persönliches Glück nicht benötigt.

Die Traumprinz-Falle lockt sie stark, denn der viel beschworene Mr. Right ist in ihren Augen nicht nur irgendein fernes Ideal, sondern eine durchaus realistische Option. Sie glaubt felsenfest, dass irgendwo der Traummann wartet, der nur für sie bestimmt ist. Sie hat ihn nur noch nicht gefunden. Vielleicht leidet sie an Selbstüberschätzung oder an fehlendem Realitätssinn. Bisweilen wird der Traumprinz als Beziehungsverhinderer eingesetzt, weil sie gar nicht unbedingt eine feste Bindung eingehen will. Auf jeden Fall braucht es, damit dieser Traum Wirklichkeit wird, eine Menge Selbstvertrauen und ein hohes Selbstwertgefühl, denn so ein Traummann wird sich selbst vermutlich ebenso nur mit einer Traumfrau zufriedengeben.

Extreme Ausprägungen dieses Typs müssen eine Menge Durchhaltevermögen und eine hohe Frustrationsschwelle ihr Eigen nennen, denn Traummänner warten wirklich nicht an jeder Ecke. Die Gefahr, dass sie sich in ein unerreichbares Ideal verrennt, ist ziemlich groß. Singlefrauen dieses Typs sollten immer wieder prüfen, ob ihre Ansprüche nicht unrealistisch sind, damit nicht der Frust zum Dauerpartner wird. Sie sollte häufig hinterfragen, warum sie welche Ansprüche stellt, und ob diese tatsächlich relevant für eine Beziehung sind.

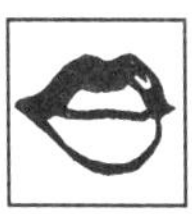

Überwiegend 2: Die Leidenschaftliche

Leidenschaftlich und romantisch fühlt die so kategorisierte Singlefrau, die etwa 14 Prozent aller Singles stellt – wobei *verzweifelt* in vielen Fällen die passendere Bezeichnung wäre. Eigentlich findet sie in allen Belangen etwas, das sie stört. Sie blickt auf einige gescheiterte Beziehungen zurück. Im Job läuft es nicht gut, oft ist sie arbeitslos. Ihre Ansprüche an eine Partnerschaft sind durchschnittlich, wobei ihr aber innere Werte wie Vertrauen, Verständnis und Gemeinsamkeiten besonders wichtig sind. Ein Drittel dieser Gruppe hat bisher noch keine lange Beziehung geführt, und unter den Leidenschaftlichen finden sich die meisten Langzeitsingles. Sie ist allein unglücklich und sehnt sich nach einem Partner, mit dem sie verschmelzen kann. Ihre Gedanken kreisen täglich um ihre vermeintliche Beziehungsunfähigkeit, und der selbst geschaffene Druck, einen Partner zu finden, lastet schwer auf ihr.

Die Gründe, warum das nicht klappt, sind vielfältig. Mangelndes Selbstvertrauen, wenige soziale Kontakte, ein winziger, überschaubarer Freundeskreis und Schüchternheit lähmen den verzweifelten Single bei der Partnersuche. 45 Prozent der Leidenschaftlichen schätzen sich selbst als nicht attraktiv ein. Erschwerend kommt hinzu, dass überdurchschnittlich viele der Ansicht sind, es gebe nur *einen* Partner für sie, den sie einfach nur noch nicht gefunden haben. Dass sie ihn jemals finden, glauben jedoch nur verschwindend geringe 20 Prozent. Ihr Lebensziel ist die Ehe.

Die extreme Romantikerin ist sich sicher: Wie eine Naturgewalt wird sich die Liebe ihren Weg durch alle Hindernisse bahnen. Sie möchte einen Traummann, der das ähnlich sieht wie sie. Für sie gibt es kein höheres Ziel, als mit ihrem Partner zu verschmelzen, der möglichst ihr Seelenverwandter ist, doch selbstbewusst wie sie. Dabei neigt sie unter dem Einfluss der rosaroten Brille leicht dazu, in einem Partner jemanden zu sehen, der er eigentlich gar nicht ist, weil sie dessen Fehler ausblendet oder anfangs gar nicht wahrnimmt. Andererseits sucht sie extrem nach Nähe, und das kann zur Entdeckung unangenehmer Wahrheiten führen. Manchmal kann in solchen Momenten der Gedanke helfen, dass zu viel Nähe und Gleichheit auf Dauer keine Basis für eine langfristige Beziehung darstellen, sondern dass Freiräume zur eigenen Entwicklung ebenfalls notwendig sind, um in und mit der Beziehung gemeinsam zu wachsen.

Überwiegend 3: Die Pragmatische

Ihr Singledasein empfindet die Pragmatische als etwas, womit sie gut klarkommt, aber alles andere in ihrem Leben erscheint ihr desaströs: 18 Prozent aller Singles gehören dieser Gruppe an, die an ihrer Gesamtsituation gerade mal das Alleinsein genießt. Entsprechend geben 80 Prozent an, sie wären sicher, den richtigen Partner finden zu können – wenn sie mit mehr Nachdruck suchen oder einfach noch etwas abwarten. Damit stellen sie die optimistischste Gruppe – aber eben nur, was mögliche Beziehungen betrifft. Ihr übriges Umfeld frustriert sie: 30 Prozent sind nicht berufstätig oder arbeitslos.

Die Ansprüche an eine Beziehung sind sehr durchschnittlich, auch die Beschaffenheit des Traumpartners wird gelassen abgewartet. Gleichberechtigt muss er sein, verlässlich und verbindlich. Im Gegensatz zu anderen Singles hat die Pragmatische häufiger schon eine oder mehrere längere Beziehungen geführt, dennoch sind 60 Prozent der Gruppe Langzeitsingles. Obwohl sie von sich behauptet, dem Partner Freiräume und Kompromisse zuzugestehen, will sie eigentlich in keinem Bereich zurückstecken. Dieser Single-Typ braucht weder Beziehung noch Ehe zum Glück, höchstens um Steuern und Abgaben zu sparen, und für immerhin ein Viertel sind die Kompromisse einer Ehe gar nicht vorstellbar.

Die Pragmatische versucht, Leben und Liebe so zu nehmen, wie sie sind. Den Traummann mag es geben, doch sie findet authentische Männer viel besser, die haben nämlich Ecken und Kanten, ganz so wie sie selbst. Zwischen schwarz und weiß sieht sie viele Graustufen. Sie glaubt nicht, dass es im Leben so etwas wie vollkommene Zufriedenheit geben kann und dass das große Glück irgendwo auf sie wartet. Sie verlässt sich lieber auf Fakten, wobei sie dazu neigt, pessimistische Schlussfolgerungen zu ziehen. Spontaneität und Leidenschaft sind für sie wichtige Lebensmotive, aber eben nicht die wichtigsten.

Statt Achterbahnfahrten der Gefühle setzt sie lieber auf einen emotionalen Mittelweg. Der Traumprinz-Falle entgeht sie in der Regel gut, weil sie einen berechenbaren Partner sucht und sich nicht auf ihr Wunschdenken verlassen möchte. Dafür kann es vorkommen, dass ihren Beziehungen die Leidenschaft abhandenkommt.

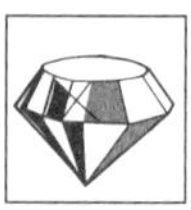

Überwiegend 4: Die Anspruchsvolle

Die Anspruchsvolle (18 Prozent aller Singles) ist zufrieden mit ihrem Job, mit ihrer finanziellen Situation und auch mit ihrem Wohnumfeld. Allerdings macht ihr das Singledasein stärker zu schaffen als allen anderen. Sie denkt ständig daran, wie schlimm es ist, allein zu sein, und sie ist ständig auf der Suche nach dem passenden Partner, von dem sie eine recht konkrete Vorstellung hat. Sie ist äußerst anspruchsvoll und sucht eine Person, die ihr alles geben kann, wobei für sie Liebe, Romantik und Sex überdurchschnittlich wichtig sind. Ein gleiches Bildungsniveau sollte vorhanden sein, unattraktive und übergewichtige Menschen kommen für sie als Partner nicht in Frage. Warum es bisher nicht geklappt hat, beantwortet die anspruchsvolle Singlefrau meist damit, dass sie den Richtigen noch nicht gefunden hat.

Was sie von der Selbstbewussten deutlich unterscheidet: Nur wenige Singles dieser Gruppe sind bereit, den ersten Schritt zu unternehmen, obwohl der Leidensdruck bei 90 Prozent durchaus als groß zu bewerten ist. Zuversichtlich sind die erfolgreichen Singles, dass sie einen Partner innerhalb der nächsten fünf Jahre finden werden. 80 Prozent sind berufstätig, und das sehr gerne, und wenn der Anspruchsvollen die Zeit bleibt, dann feiert sie auf Partys oder entspannt bei Unternehmungen mit ihrem umfangreichen Freundeskreis.

Die Anspruchsolle glaubt nicht an das Schicksal, sondern daran, dass jeder sein Glück selbst in die Hand nehmen muss – und das auch kann. Halbe Sachen liegen ihr nicht, Ehrgeiz wertet sie als eine Tugend. Sie benötigt keinen Partner, der für sie sorgt, denn das schafft sie prima allein. Sie ist selbstständig und zeigt das gerne. Sie hat ein klares Bild ihrer Welt, in der Beruf und Karriere eine große Rolle spielen, und sie kennt ihren Marktwert. Den schätzt sie aufgrund ihrer Erfahrungen meist sehr realistisch ein. Ihr Traummann ist ein ähnlich realistischer Mensch wie sie, er verlässt sich auf das, was er wahrnimmt. Wenn sie es wagt, immer wieder neue Erfahrungen mit anderen Menschen zu machen, wird sie irgendwann feststellen, dass es das Leben manchmal ganz ohne Grund und harte Arbeit gut mit ihr meint.

Warum Singles single bleiben: Die Beziehungsverhinderer

Im Cluburlaub lernt Julia D. aus Frankfurt, 29, den gleichaltrigen Bankkaufmann Christian kennen, dessen Charme sie sofort erliegt. Ohne die Gedanken an den täglichen Bürostress blüht sie regelrecht auf, und sie genießt seit langem wieder ohne Reue einen Flirt. Die zwei Wochen im Club vergehen wie im Flug. Am letzten Abend sprechen die beiden darüber, ob sie sich zuhause in Deutschland wiedersehen wollen. Julia ist skeptisch, ob sich die wundervolle gemeinsame Zeit wiederholen lässt, aber sie stimmt zu. Christian, der geschäftlich häufiger in Frankfurt ist, kündigt an, sie am übernächsten Wochenende zu besuchen. Doch es kommt anders: Zurück im Alltag verblassen die schönen Erinnerungen und weichen der Furcht, einen Fehler zu begehen. Urlaubsflirts sind Urlaubsflirts, sagt Julia, sie haben im wahren Leben keinen Bestand. Drei Tage vor Christians angekündigtem Besuch sagt sie unter einem Vorwand ab. Er klingt enttäuscht, aber gefasst, was sie als Bestätigung dafür sieht, genau das Richtige zu tun. Das nun frei gewordene Wochenende verbringt Julia damit, ihre Bankauszüge zu studieren, und mit der Urlaubsplanung für die nächste Reise. Auf alle Fälle soll es wieder ein Cluburlaub werden.

Allen Singles ist eines gemeinsam: Je älter sie werden, desto weniger Chancen haben sie auf dem Heiratsmarkt, denn der kümmert sich zunächst nicht um die verschiedenen Single-Typen, sondern um Matching, also das Zusammenbringen geeigneter Beziehungskandidaten aufgrund von gemeinsamen Interessen. Auf diesem Parkett wird die Luft mit zunehmendem Alter immer dünner. Solange wir jung und vital sind, lassen wir uns von unseren Hormonen treiben. Wir gönnen uns Experimente mit anderen Menschen in puncto Sex, Leidenschaft und Liebe. Wir genießen die Macht des Zufalls. Danach beginnt eine Phase des Sortierens, in der wir die bisherigen Erlebnisse vergleichen, und schließlich bilden wir uns eine Meinung, mit wem wir länger zusammenbleiben könnten, mit wem wir sogar eine Familie gründen würden. Bis Anfang 30 steigen unsere Erfahrungen und ebenso unsere Chancen auf dem Marktplatz der Partnerwahl. Zwischen 30 und 40 nehmen die Chancen jedoch wieder ab, und irgendwann sind wir auf dem Singlemarkt gestrandet. Alle guten Partner sind jetzt nämlich vergeben: Die besten Männer sind verheiratet oder leben mit unseren besten Freundinnen zusammen. Es liegt also nicht an unserem Alter, wenn wir Single sind, sondern an mangelnden potenziellen Partnern auf dem Heiratsmarkt.

Doch warum eigentlich geht uns das heiratsfähige Material aus? So unendlich anspruchsvoll sind die einzelnen Single-Typen doch gar nicht, es muss also weitere Beziehungsverhinderer geben, die auf uns einwirken. Die gibt es wirklich – leider sogar eine ganze Menge.

Soziologen wie der Bamberger Professor Hans-Peter Blossfeld, der die Partnerwahl in vielen Ländern untersucht hat, resümieren, dass das steigende Bildungsniveau der Frauen den Heiratsmarkt neu ordnet. Gebildete binden sich in der

Regel selten mit Ungebildeten, das zeigt sich in allen Industrienationen. Bisher hieß es immer, vor allem Frauen würden sich prinzipiell nach »oben« orientieren, wobei die Männer hier großzügiger sind. Also wie immer: Chefarzt heiratet Krankenschwester, aber Ärztin heiratet niemals Pfleger? Nicht ganz, denn tatsächlich setzt sich eher der Trend durch, sich innerhalb des gleichen Niveaus zu binden, also weder nach oben noch nach unten – und immer mehr Männer sehen das mittlerweile genauso. Nur noch jeder fünfte Mann heiratet heute eine Frau, die einen niedrigeren Bildungsabschluss besitzt als er selbst. (Nicht zuletzt weil immer mehr Frauen einen hohen Bildungsabschluss vorweisen können.)

Damit werden Bildungsstätten zum Heiratsmarkt – der ideale Ort also, um die statistischen 12,7 Partner auszuprobieren (siehe Kapitel 3: Wie lange dauert die Suche nach dem idealen Partner), um dann bei Nummer 13, dem Richtigen zu bleiben? Und was, wenn wir uns dennoch nicht entscheiden können und auch bei Nummer 25 das Gefühl nicht loswerden, Heiratsmaterial sei weit und breit nicht in Sicht?

Dann liegt das möglicherweise nicht an Fakten wie Alter oder Verfügbarkeit und Auswahl, sondern an den psychologischen Beziehungsverhinderern, die zunehmen, je mehr Erfahrungen wir sammeln. Vorbei sind nämlich längst die Zeiten, dass Männer und Frauen eine deutlich unterschiedliche Anzahl von Kerben in den Bettpfosten aufweisen konnten. Die Frauen holen durchaus in der früheren Männerdomäne der One-Night-Stands und Affären auf. Das liegt unter anderem daran, dass die Phasen zwischen unseren Beziehungen statistisch gesehen immer länger werden. Zwei Drittel aller Singles wandeln zwischen Partnerschaften rund zwei Jahre auf Solopfaden. In dieser Zeit auf Sex zu verzichten, sehen heute die wenigsten Menschen ein, also vertreiben sie sich die Zeit während der Suche nach Mr. Right mit dem einen oder anderen Mr. Right-Now. Dabei bleibt die Urteilsfähigkeit häufig zwischen den Laken, und am nächsten Morgen ist die Zeit zu knapp, um eine Entscheidung zu treffen, ob die Affäre das Zeug zu mehr hätte – also wird der Status quo beibehalten.

Was sich wie eine Studie moderner Umgangsformen und von Fernsehserien über urbane Beziehungsneurotiker anhört, ist aber vielleicht mehr als nur ein Abbild unserer Konsumgesellschaft. Glaubt man Verhaltensforschern, so ist unsere Bindungsangst größer, als wir denken. In ihrem Bestseller »Nah und doch so fern. Beziehungsangst und ihre Folgen« schildern Steven Carter und Julia Sokol ihre Erfahrungen mit aktiven und passiven Beziehungsverweigerern. Aktive Beziehungsverweigerer kennen wir alle, das sind zunächst diejenigen, die zu Beginn der Kennenlernphase sagen oder zumindest signalisieren, dass sie keinen Partner suchen. Manchmal schon beim ersten Date, manchmal erst am Morgen danach. Wenn wir ein wenig verliebt sind, denken oder hoffen wir häufig, dass es nur etwas Überzeugungsarbeit braucht und wir nur mehr Gefühle und Zeit investieren müssen, um den anderen umzustimmen. Wenn wir ihnen und uns jedoch genau zuhören, wird uns klar, woran wir bei solchen Menschen sind: Wir haben keine Chance bei einem Menschen, der sich nicht binden will.

Darüber hinaus gibt es Menschen, die sich prinzipiell in Personen verlieben, die nicht zu haben sind. Entweder haben sie tatsächlich nur immer wieder Pech bei ihrer Partnerwahl – oder sie gehören zu den passiven Beziehungsverweigerern. Diese Gruppe will prinzipiell eine Partnerschaft eingehen, aber die Angst davor ist so stark, dass Emotionen nur zugelassen werden, wenn klar ist, dass diese Gefühle zu nichts führen werden. Diese oftmals unbewusste Angst kann die verschiedensten Ursachen haben: traumatische Erfahrungen aus vorherigen Beziehungen, fehlendes Vertrauen in Menschen oder eine Bindungsunfähigkeit. Häufig wissen passive Beziehungsverweigerer gar nicht, dass es nicht die anderen sind, die eine Partnerschaft mit ihnen unmöglich machen, sondern sie selbst.

Überhaupt wird seit einigen Jahren die Angst wiederentdeckt. Das European Brain Council spricht sogar von einer Volkskrankheit. Nach Schätzungen von Experten erkranken in Europa jährlich etwa 43,5 Millionen Menschen an Angststörungen. Das Therapeutenpaar Margot und Michael Schmitz, das sich mit Borwin Bandelows »Angstbuch« die Spitzenplätze der Psycho-Literatur teilt, hält Angst für das wichtigste Gefühl des Menschen. Nach ihren Erfahrungen ist Angst ein Grundnahrungsmittel der Seele und im Umgang mit der Umwelt und unseren Mitmenschen die allererste Orientierungshilfe. Das galt früher in der Wildnis genauso wie im modernen Großstadtdschungel, wenn wir zum ersten Mal auf jemanden treffen. Ob wir einem Menschen trauen oder nicht, hängt in erster Linie von unserer Angst ab.

Eine neue Erkenntnis ist das übrigens nicht: Fritz Riemann benannte 1961 in seinen »Grundformen der Angst« vier Persönlichkeitstypen, den schizoiden, den depressiven, den zwanghaften und den hysterischen. Heute noch berufen sich zahlreiche psychologische Forschungsfelder auf seine Erkenntnisse, beispielsweise bei der Erarbeitung von verschiedenen Persönlichkeitsmodellen, die von Unternehmens-Coaches bei der Personalarbeit genutzt werden, aber auch von Internet-Partneragenturen für das Matching ihrer Mitglieder.

Angst ist unser ständiger Begleiter, auch in einer Beziehung. Wir haben Angst vor zu viel oder zu wenig Nähe, Angst, nicht akzeptiert zu werden, wie man ist, Angst, Kompromisse eingehen zu müssen, oder, ganz profan, Angst, nie wieder unbeobachtet und ungestört duschen zu können. Angst entsteht nach Erkenntnissen von Neurowissenschaftlern in der Amygdala, auch Mandelkern genannt, einer Struktur im limbischen System des Gehirns. Ein Angstreiz setzt die Ausschüttung der Hormone Dopamin und Serotonin in Gang und bereitet den Körper auf eine mögliche Fluchtreaktion vor: Die Muskeln sind auf sofortige Kontraktion vorbereitet, und der Adrenalinspiegel steigt. Ohne diese elementare Reaktion hätte die Menschheit nicht überlebt, weil sie uns vor Gefahren schützt und im richtigen Moment fliehen lässt. Angst hat also durchaus etwas Positives. Sie lässt uns unnötige Risiken vermeiden. Doch wenn die Vorstellung von einer lebenslangen Bindung uns Angst bereitet, dann hat sie ihre positive Funktion verloren und sich verselbstständigt. Angst bekommt so eine negative, verhaltensbiologisch gesehen sinnlose Qualität und wird irrational. Damit wird Angst mitunter zum größten Beziehungsverhinderer.

Vielleicht aber kommen die Menschen auch nicht mehr zusammen, weil der Eros völlig überfrachtet ist, wie nicht nur Moralapostel vermuten. Der Sexualwissenschaftler Volkmar Sigusch beobachtet heute eine Vielfalt von sexuellen Betätigungen, von denen frühere Generationen nur hatten träumen können. In seinem Buch »Sexuelle Welten« charakterisiert er die neue Gruppe der Neosexuellen, die nicht mehr in die alten Schubladen passen. Fetischismus, Sadomasochismus oder Transsexualismus erleben wir jeden Nachmittag in Talk- und Gerichtsshows. Als Krankheiten werden solche Formen schon lange nicht mehr betrachtet, im Gegenteil, wer nicht seinen Freunden von den Erlebnissen auf wenigstens einer wilden Lack-Leder-SM-Fetisch-Party berichten kann, muss sich fühlen, als hätte er einen Trend verpasst. Aber turnt uns das wirklich an? Wie muss ein Partner zusammengesetzt sein, der mit uns all diese erotischen Ausflüge unternimmt? Oder ist die Lösung eine Beziehungsform, die uns zuhause Liebe und Sicherheit und am Wochenende Partnertausch im Swingerclub und SM-Fantasien auf Fetisch-Veranstaltungen verspricht?

Auf der Suche nach einem Partner, der alle sexuellen Wünsche und Fantasien erfüllen kann, entwickeln wir außerdem neue Praktiken: Internet-Sex oder Cyber-Sex, Telefon-Sex, SMS- und MMS-Sex – aber auch das Sich-Verlieben in tote Gegenstände, die sogenannte Objektophilie, oder das Sich-Verlieben in ein Haustier, was Sigusch Kultursodomie nennt. Wenn Sex allgegenwärtig ist, dann vergeht uns rasch der Spaß. Und damit die Lust, uns zu binden. Für Monogamie ist in einer Gesellschaft, deren Geschäftsmotor Sex zu sein scheint, kein Platz mehr. Das eigene Maß zu finden zwischen Internet und Pornokino, zwischen Handy-TV und iPod-Erotikfilmen wird immer schwerer. Und wenn Monogamie nur eine Illusion ist – warum sie dann einem Partner versprechen?

Die Vernunftehe wird ein Comeback erleben, heißt es. Die romantische Liebesehe sei sowieso nur eine verklärte Idee aus der jüngsten Vergangenheit. Der freie Wille setzte sich mit der Aufklärung durch, mit dem Sturm und Drang und der Romantik gesellten sich die Gefühle dazu. Dennoch konnte sich die Liebesehe erst durchsetzen, als es gesellschaftlich ebenso akzeptiert war, nicht zu heiraten. Zuvor vermählte man sich nur, wenn dadurch materielle Sicherheit und gesellschaftlicher Aufstieg garantiert waren.

Vernunftehe oder Liebesheirat? Hier stehen sich zwei unterschiedliche Konzepte gegenüber: Wir verlieben uns, gehen eine Bindung ein, stellen fest, dass die große Liebe doch nur ein Mensch mit Schwächen und Fehlern ist, beenden die

Beziehung und beginnen das Spiel von Neuem. Oder: Wir wählen einen Partner nach rationalen Überlegungen, wie Status, Einkommen, emotionale Intelligenz oder Attraktivität, Sympathie natürlich vorausgesetzt, und warten ab, bis oder ob der Funke überspringt.

Aber ist unsere Partnerwahl überhaupt von uns selbst steuerbar? Und wenn ja, in welchen Bereichen lassen uns die Evolution, das soziale Umfeld oder die eigene Persönlichkeit Spielraum für bewusste Entscheidungen? Wann sollten wir in uns hineinhören und unseren Instinkten und Gefühlen vertrauen und wann sollten wir unsere Reaktionen und Wahrnehmungen in Frage stellen?

3. Der Traum vom Märchenprinzen

Irgendwo muss mein Traumprinz doch sein?

Angelika P. aus Berlin, 38, war schon einmal verheiratet, aber das liegt bereits zehn Jahre zurück. Seit der Trennung von ihrem Exmann hatte sie einige kurze Affären, die sie jedoch im Nachhinein nur frustriert und nicht weitergebracht haben. Die Partnersuche beschäftigt Angelika permanent, und dies überträgt sich auf ihren Job, der darunter immer wieder leidet, und ihren Freundeskreis, der klein ist und überwiegend aus ähnlich verzweifelten Singlefrauen besteht. Sie selbst würde sagen, dass ihre Ansprüche an einen Partner nicht allzu hoch sind und dass es einen Traumprinzen sowieso nicht gibt, dennoch ist sie der Meinung, dass es letztlich nur einen Seelenverwandten für sie gibt, mit dem sie bis an ihr Lebensende glücklich sein wird.

Angelika hat den Glauben an den Traumprinzen nur vorgeblich verloren. Männer und Frauen passen eigentlich nicht wirklich zusammen, sagt sie häufig. Insgeheim ist sie dennoch überzeugt, dass das Leben nur Sinn ergibt, wenn sie eines Tages ihren Seelenverwandten findet, mit dem sie verschmelzen kann. Ein poten-

zieller Partner für Angelika muss ein überzeugter Optimist sein, von dessen positiver Einstellung sie in allen Lebensbereichen profitieren kann.

Der Begriff Traumprinz beschreibt etwas Unwirkliches, eine Fantasiegestalt aus dem Märchen, eigentlich völlig anachronistisch in einer aufgeklärten, selbstverantwortlichen Gesellschaft, die ihre eigenen Entscheidungen trifft. Im englischen Sprachraum bezeichnen Menschen den vor allen anderen erstrebenswertesten Partner als Mr. oder Mrs. Right. Das klingt rationaler, meint aber dasselbe: Der oder die Eine, mit der der Lebenswunsch wahr werden muss, nach dem Motto »... und sie lebten glücklich bis an ihr Ende«.

Während kaum jemand zögert, den Osterhasen als eine nicht reale Gestalt zu identifizieren, ist der ideale Partner, egal wie Sie ihn nennen, ob Mr. Right oder Traumprinz, für viele Menschen Wirklichkeit – wenn auch als unerreichbare Ziellinie einer langen, häufig mühevollen und schmerzhaften Suche. Um etwas mit so viel Engagement suchen zu können, muss man auch an den Erfolg dieser Suche glauben. Das Ziel ist eine Person, die morgens Obst fürs Müsli schneidet und abends den Nacken massiert, die leere Toilettenpapierrollen wegräumt und den Müll rausbringt, die küssen kann und beim Small Talk auf der Party neidische Blicke provoziert.

Bei einer Weltbevölkerung von 6,5 Milliarden Menschen sollte der Traumprinz doch irgendwo zu finden sein, oder nicht? Und da wir heute eigentlich alles und jeden im Internet googeln können, sprechen nur Pessimisten von der aussichtslosen Suche nach der Nadel im Heuhaufen. Oder?

Ganz ehrlich? Ich vermute, Internet hin oder her: Wer auf den Traumprinzen fixiert ist, muss sich auf eine lebenslange Suche oder ein entbehrungsreiches Leben einstellen.

Für eine reine Märchengestalt ist der Traumprinz mittlerweile erstaunlich oft wissenschaftlich untersucht worden. Der Online-Datingdienst Match.com[3] beispielsweise hat deutsche Singlefrauen zwischen 18 und 45 Jahren befragt, wie ihr Traummann sein sollte. Das Ergebnis ist wenig beeindruckend in seiner Vorhersehbarkeit: Der Traummann deutscher Frauen ist demnach ein mediterraner Typ mit blauen Augen und dunklen, kurzen Haaren. Er hat ein ovales Gesicht und volle Lippen. Gerade bei den Haaren herrscht verblüffende Einigkeit: 73 Prozent wünschen sich, dass sie kurz, 66 Prozent, dass sie dunkel sind. Unauffällig soll der Kleidungsstil wirken: Einen athletischen Körper in einem sportlichen Outfit sehen die Befragten am liebsten. Was gar nicht geht: Auffällige, figurbetonte Kleidung – möglicherweise soll diese davon ablenken, dass darin gar kein athletischer Körper steckt? An inneren Werten soll es dafür nicht mangeln: Intelligenz muss er bieten, Humor und Ehrlichkeit, garniert mit beruflichem Erfolg. Überhaupt ist ein vermögender Partner für über die Hälfte der weiblichen Singles wichtig. Trost für die Jungs mit wenig klangvollen Jobs: Wenn der Rest

3 Match.com-Studie »Das ist Deutschlands Traummann« 2005.

stimmt, hegt zumindest ein Viertel der Damen ein ernsthaftes Interesse.

Wenn es um praktische Fähigkeiten geht, sind einer Umfrage[4] nach Kerle gefragt, die Hand anlegen können. 44 Prozent der befragten Frauen wünschen sich, dass ihr Zukünftiger kochen kann, 30 Prozent fanden, dass er fähig sein muss, Reifen zu wechseln. Groß soll er sein, am liebsten über 1,85 Meter. Das haben britische Forscher in einer seit 1958 laufenden Längen- und Partnerstudie mit rund 10000 Personen herausgefunden. Die Erklärung von Studienleiter Daniel Lettle: »Zu Urzeiten bedeutete mehr Größe bei Männern gleichzeitig mehr Erfolg beim Jagen, und Frauen sind fruchtbarer, je kleiner sie sind.« Entsprechend ist die Traumprinzessin nur zwischen 1,51 und 1,58 Meter groß. So sorgt die Steinzeit heute noch dafür, dass Männer wie Tom Cruise (1,72 Meter) andere Qualitäten mitbringen müssen, damit sie nicht erfolglos dauerlächeln.

Was Frauen von Männern denken und erwarten

Sabine M. aus München, 34, ist seit etwa einem Jahr Single. Ihre letzte Beziehung endete nach drei Jahren, vor allem weil sie nicht mehr das Gefühl erhielt, geliebt

4 Lycos-Studie »Was wollen Frauen von ihrem Partner und welche Talente müssen Frauen für Männer haben?« 2005.

zu werden. Wer wie viel emotional in diese Beziehung investiert, war ständig Thema für Diskussionen – bis sie schließlich entnervt und enttäuscht den Schlussstrich zog. Ein halbes Jahr nach Beendigung dieser Beziehung hat Sabine nun wieder damit begonnen, Männer zu treffen. Die ersten beiden Dates waren klassische Blind Dates, von einer Freundin und deren Lebensgefährten arrangiert, die in ihrem Bekanntenkreis nach möglicherweise passenden Singlemännern Ausschau gehalten hatten. Für einen Außenstehenden musste die Gruppe wie zwei Pärchen wirken, die gemeinsam etwas unternehmen, nicht wie ein arrangierter Heiratsmarkt, was Sabine zuvor befürchtet hatte. Da Sabine kein festes Bild ihres künftigen Partners im Kopf trägt, kann sie solche Blind Dates beinahe gelassen angehen. Trotz einer Restnervosität fühlte sich Sabine bei diesen Treffen sehr wohl, da sie sich unter Freunden wusste und deren Vorauswahl vertraute. Tatsächlich stimmte die Chemie zwischen ihr und ihren Dates, der Funke allerdings sprang nicht über.

Wenn sich Männer bewusst wären, was Frauen alles für ihren Traummann tun würden, sie würden KFZ-Kurse belegen und jeden Abend Gemüse dünsten: Stolze 43 Prozent der deutschen Frauen würden ihr Leben nämlich für den Traumprinz komplett umgestalten.[5] Diese Opferbereitschaft beinhaltet den Job hinschmeißen genauso wie Freundschaften aufgeben, Wohnung auflösen oder in eine andere Stadt ziehen. Mit zunehmendem Alter verliert dieses Selbstlosigkeits-Gen

5 Forsa-Umfrage für Journal für die Frau 2002.

an Kraft, und unter den 60 bis 70-Jährigen wären nur noch 18 Prozent zu einschneidenden Veränderungen bereit. Befragt wurden über 2000 Frauen im Alter zwischen 14 und 70 Jahren.

Bei solchen Zahlen drängt sich einem die Frage auf: Verdienen denn Männer diese Aufopferung überhaupt? Wissen sie diese zu würdigen? Die Antwort wird kaum jemanden überraschen, obwohl sie sich wie ein Sitcom-Scherz anhört: Natürlich nicht!

Das fängt bereits damit an, dass Frauen zwar denken, alle Männer hätten eine Traumfrau im Kopf, was übrigens keinesfalls stimmt, und dass sie glauben zu wissen, wie diese Frau aussehen und sein soll. Auch hier liegen die Damen weit daneben – das haben Peter Döge und Rainer Volz (siehe Literaturverzeichnis) herausgefunden. Sie wollten wissen, welche Eigenschaften Männer mit Frauen verbinden – und wie Frauen diese Zuordnungen sehen. 85 Prozent der befragten Frauen vermuteten, dass Männer eine konkrete Vorstellung ihrer Traumprinzessin haben. Dem stimmten jedoch nur 61 Prozent der Männer zu. Wird hier nicht eigenes Denken und Verhalten auf das andere Geschlecht projiziert? Und hat nicht die ständige Konfrontation der Frau mit Körpermaßen und Schönheitsidealen ihre Spuren hinterlassen?

Aber wie soll die Traumfrau denn in der Vorstellung der Männer sein? Sie ist vor allem gefühlvoll, außerdem hält sie zu ihrem Partner, ist intelligent, attraktiv und häuslich. Sie ist weiterhin verständnisvoll und verfügt über eine erotische Ausstrahlung. Schlusslichter der Liste sind Reichtum, Opferbereitschaft, ein eigener Job und Durchsetzungsvermögen.

Gefragt, was sie glauben, wie eine Traumfrau für einen Mann zu sein habe, sortierten die Frauen diese Eigenschaften ganz anders. Im Kern lässt sich sagen: Frauen halten Männer für reichlich schlicht, wenn es um Anziehungskräfte geht. Sie sind der Meinung, dass vor allem erotische Ausstrahlung und körperliche Schönheit das männliche Bild von der Traumfrau dominieren – dabei liegen sie bis zu stolzen 50 Prozent über der Einschätzung der Männer. Die große Bedeutung, die Frauen ihren körperlichen Attributen zuschreiben, bestätigt sich zumindest in dieser Befragung keineswegs. Daneben liegen die Frauen ebenso bei ihrer Einschätzung der Faktoren Durchsetzungsvermögen (das ist den Männern wichtiger, als die Frauen denken), und bei Job und Reichtum (das ist den Männern überwiegend egal).

Um der Zusammensetzung der Traumfrau näherzukommen, haben Döge und Volz ihre Probanden in Gruppen unterteilt, nämlich in traditionelle und neue Männer, und in traditionelle und neue Frauen. *Neu* wird hier definiert durch weniger strikte Rollenvorstellungen von Frau und Mann sowohl in der eigenen Beziehung als auch gesellschaftlich. Das Ergebnis: Die Traumfrau ist eigentlich ein Drei-Traumfrauen-Mix. Da wäre die »attraktive Gefühlvolle«, deren herausragende Eigenschaften Intelligenz, Gefühlswärme, Häuslichkeit, Attraktivität, Verständnis für Probleme, Treue (im Sinne von »zu ihm halten«) und erotische Ausstrahlung sind. Sie ist mit 41 Prozent die Favoritin der deutschen Männer. Mit deutlichem Abstand auf Platz zwei rangiert mit nur noch 13 Prozent die »Autonome«. Ihre Charakteristiken sind Erwerbstätigkeit, Selbstständigkeit und Durchsetzungsvermögen. Schlusslicht mit nur noch acht Prozent bildet ein Traumfrau-Typ, den die Forscher »Fee« getauft haben. Sie glänzt mit Reichtum, Schönheit und Opferbereitschaft. (Übrigens denken Frauen, dass sich 32 Prozent der Männer eine »Fee« als Partnerin wünschen.)

Wenn es um eine Aufwand-Nutzen-Kalkulation gehen würde, könnten sich Frauen also eine ganze Menge Kosten und Arbeit an ihrer äußeren Erscheinung sparen, solange sie häuslich, treu und verständnisvoll sind. Relativiert wird dieses Ergebnis dadurch, dass sich in der Dimension Autonomie die »neuen« Frauen und Männer im Vergleich zu den traditionellen Frauen und Männern deutlich annähern: Ina Deters Wunsch nach »neuen Männern« aus dem Jahre 1983 wurde vielleicht doch erhört?

Hierzu liefert eine Untersuchung vom Allensbacher Institut für Demoskopie[6] über die unterschiedlichen Sichtweisen der Geschlechter aufeinander interessante Ergebnisse. Männer und Frauen durften jeweils anhand von vorgegebenen Bewertungskriterien das jeweils andere Geschlecht in die Pfanne hauen. Abgefragt wurden die gängigsten Vorurteile wie Wehleidigkeit, Großspurigkeit, Nörgelei, Untreue, Charme, Gefühlskälte, Geiz oder Hysterie.

6 IfD-Umfrage 6092 für GEO Wissen, Edgar Piel 2000.

Frauen nennen an erster Stelle drei negative Eigenschaften von Männern: Wehleidigkeit (63 Prozent), Sturheit (61 Prozent) und Egoismus/Selbstsucht (53 Prozent). Viel besser kommen die Frauen in den Augen der Männer weg: Sie nennen vor allem positive Eigenschaften, wie Zärtlichkeit (76 Prozent), Einfühlungsvermögen (63 Prozent) und Charme (60 Prozent). Unter den Top 3 befindet sich nur ein negativer Zug, die Eitelkeit nämlich, mit 66 Prozent.

Dieses Ergebnis deckt sich ziemlich genau mit der zuvor festgestellten Annahme, dass Frauen denken, alle Männer fänden Heidi Klum spitze und würden für diese Traumfrau alles stehen und liegen lassen. Wenn wir uns daran erinnern, was Frauen für ihren Traummann alles opfern würden, zwingt sich beinahe die These auf, wir haben es hier eher mit Projektion als mit der Realität zu tun.

Deutlich wird außerdem, wie negativ die Männerwelt in den Augen der Damen abschneidet. Der typische deutsche Mann ist also ein wehleidiger, sturer Kerl, der egoistisch seinen Kopf durch jede Wand rammt, hat eine große Klappe, mit der er jedoch fast immer nur nörgelt, am liebsten über seine Frau, weswegen er sie auch regelmäßig betrügt. Überhaupt ist er unzuverlässig und unpünktlich, eher gefühlskalt als natürlich. Nur eines ist er nicht: hysterisch.

Eigentlich ein Wunder, dass dagegen die Frauen in den Augen der Männer so gut wegkommen: Klar, sie sind eitel, aber vor allem sind sie einfühlsam und zärtlich, charmant, natürlich und zuverlässig. Im Ranking zum Teil weit entfernt sind die negativen Eigenschaften: Nörgelei, Verschwendungssucht, Wehleidigkeit, Egoismus, Geiz oder Sturheit wurden selten genannt – übrigens genau wie Untreue. Die Männer scheinen sich gar nicht vorstellen zu können oder zu wollen, dass Frauen ebenfalls untreu sein könnten.

Beim Blick auf die Geschlechterstereotypen (hiermit ist geschlechterrollenkonformes Verhalten gemeint) klaffen die Ansichten von Männern und Frauen also weit auseinander, Selbstbild und Fremdbild könnten kaum unterschiedlicher sein.

Wie lange dauert die Suche nach dem idealen Partner?

»Dich interessiert ja doch nur dein Beruf, unsere Beziehung kommt erst an dritter oder vierter Stelle«, hat Julias Exfreund oft gesagt, und damit lag er tatsächlich richtig. Julia ist dabei allerdings weniger an einer Karriere interessiert als daran, ihre Lebensqualität stückweise zu verbessern. Vor fünf Jahren waren nicht mehr als drei Wochen Urlaub im Jahr drin, heute kann sie sich bereits einen Sommer- und einen Winterurlaub leisten. Solche Fortschritte lösen bei Julia ein Gefühl tiefer Zufriedenheit aus. Mit Männern verbindet Julia eher frustrierende Erinnerungen beziehungsweise lästige Alltagskämpfe, die wertvolle Energie kosten. Statt sich darüber zu streiten, wer nach dem Bürojob das Badezimmer schrubbt, arbeitet sie lieber zwei Stunden länger und leistet sich von diesem Bonus eine Putz-

frau. Dass Männer diese einfache Logik nicht verstehen, ist ihr ein Rätsel. Genau wie manche ihrer Freundinnen, die scheinbar den ganzen Tag nur daran denken, wie sie einen Kerl bekommen können. Julia liebt klare, vorhersehbare Situationen, und das Chaos, das eine Beziehung mit sich bringen würde, empfindet sie als wenig erstrebenswert.

Der Volksmund sagt, eine Frau muss viele Frösche küssen, bis sie ihren Prinzen gefunden hat: Etwa 13 Frösche, um genau zu sein, sagen Wissenschaftler. Diese Unglückszahl geisterte vor einiger Zeit als Ergebnis einer Studie der Berliner Humboldt-Universität durch die Boulevardpresse. Demnach wissen Frauen im Durchschnitt erst nach einem Dutzend Partnern, welche Eigenschaften eines Mannes ihnen in einer Beziehung besonders wichtig sind. Wem das viel erscheint, der wird auch von den Forschungsergebnissen des Psychologen Peter Todd gänzlich unbegeistert sein. Der hat sich nämlich angesehen, wie lange Singles suchen – und wie entscheidungsfreudig sie dabei sind. In seinen Untersuchungen benötigen die bindungsfreudigen Frauen im Durchschnitt genau 12,7 Versuche, wobei hier die eingehandelten Körbe, die gibt es ja schließlich ebenso, mit eingerechnet wurden. Die Damen, die nach Perfektion streben, sich also lieber Zeit lassen mit ihrer Wahl und sich nur schwer für einen Partner entscheiden können, der nicht in der besten Liga spielt, mussten durchschnittlich immerhin 37 Partner testen, bevor sie eine Bindung eingingen. Das Fatale: Diese Damen litten weiterhin (sogar in einer Beziehung) unter dem Gefühl, sie würden womöglich etwas verpassen. Übrigens beileibe kein rein weibliches Phänomen. Unter Männern kursiert beispielsweise die Redewendung: »Mit Frauen ist es wie mit Notebooks, es gibt immer eines, das schlanker, neuer und schneller ist!«

Hieraus ließe sich schließen, dass es am Ende nur darauf ankommt, wie anspruchsvoll man ist. Und das wiederum hängt mit dem Selbstbild und dem Selbstverständnis des eigenen Marktwerts zusammen. Einfach ausgedrückt: Wer selbst viel zu bieten hat, stellt ebenso hohe Ansprüche an den Partner. Oder konkret: Eine Ärztin wird sich selten mit einem Krankenpfleger einlassen, und wenn, dann möglicherweise nur zum Zwischenparken, bis ein anderer Arzt die Flure durchschreitet. (Männer sind hier kompromissbereiter und weniger anspruchsvoll, als die Frauen selbst denken.)

Nun sind Selbstbild und Fremdbild, also die eigene Beurteilung und die Wahrnehmung der anderen, bei den wenigsten Menschen deckungsgleich. Mancher, der sich als stolzer Schwan wähnt, wird von seiner Umgebung eher als hässliches Entlein wahrgenommen, oder umgekehrt.

Dies auf Äußerlichkeiten zu reduzieren wäre falsch. Der selbst wahrgenommene Marktwert ist eine Kombination aus verschiedenen Faktoren: Sozialer Status, Intelligenz und eine gesunde Libido beispielsweise führen dazu, dass wir denken, wir hätten ein entsprechendes Gegenstück »verdient« und wären für die meisten Kandidaten schlicht überqualifiziert.

Das deckt sich mit den Erkenntnissen des amerikanischen Forschers John T. Molloy, der eine Langzeitstudie mit mehr als 2500 Paaren durchführte. Er befragte sie über ihre Beziehungen und fand heraus, dass sich Männer erst binden wollen, wenn sie sich wirtschaftlich abgesichert fühlen. In der Regel ist dies mit Anfang 30 der Fall, was das durchschnittliche Heiratsalter von 32 Jahren bei deutschen Männern bestätigt. Danach bleiben ihm etwa zehn Jahre, um die Richtige zu finden, denn wer bis Mitte 40 noch keine Partnerin hat, der bleibt statistisch gesehen häufig allein. Für Frauen bedeutet dies, dass sie Männer zwischen 30 und 40 auf ihrer Liste ganz oben ansiedeln sollten. Jüngere Männer sind oft noch nicht bindungswillig – und ältere Männer sind meist zu entscheidungsschwach, um ihre Wahl nicht immer wieder in Frage zu stellen.

Angesichts dieser Ergebnisse ist es erstaunlich, dass sich der Glaube an die große Liebe tapfer halten kann. Genauer gesagt: Die große Liebe ist für die meisten Menschen nicht nur Fantasie, sondern erstrebenswerte und durchaus erreichbare Realität. 94 Prozent aller deutschen Frauen glauben an die große Liebe.[7] Sie müssen es wissen, denn 85 Prozent geben an, dass sie die große Liebe bereits erlebt haben. Die zugrunde liegende Untersuchung berücksichtigte etwa 2800 Frauen aus Deutschland zwischen 16 und 70 Jahren.

Es drängt sich nun die Frage auf: Weshalb haben so viele Frauen ihre große Liebe irgendwann verloren bzw. warum sind sie nicht bei ihrer großen Liebe geblieben? Was ist das eigentlich, die »Große Liebe«?

---

7 Studie »Sex und Sinnlichkeit 2003« Journal für die Frau.

Warum verlieben wir uns eigentlich?

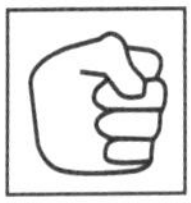

Martina S. aus Hannover, 32, ist bereits seit vier Jahren Single. Sie hat bisher zwei längere Beziehungen geführt, die beide sie beendet hat, sowie einige kürzere Affären. In einer Partnerschaft braucht sie viel Freiraum, womit ihre bisherigen Partner immer Probleme hatten. Sie hat ein konkretes Bild des idealen Mannes vor Augen, aber der ist ihr noch nicht über den Weg gelaufen. Dass es nur einen Richtigen für sie geben kann, denkt sie nicht. Sie pflegt einen großen Freundeskreis und geht gerne aus. Neue Menschen lernt sie ständig kennen, aber da sie gar nicht auf der Suche nach einer Beziehung ist, verlaufen solche Kontakte meist rasch im Sand.

Martina kommt ganz prima ohne einen Partner an ihrer Seite zurecht. Wenn sie sich binden sollte, dann nur mit einem Mann, der eine wirkliche Bereicherung für ihr Leben wäre. Sie stellt hohe Ansprüche an ihren künftigen Partner, denn ihre Freiheit würde sie nur für ein echtes Schmuckstück aufgeben. Er muss sie nicht auf Händen tragen, sondern ihr ein Freund und Geliebter gleichzeitig sein. Solange sie ihn nicht hat, teilt sie ihr soziales Umfeld auf: Hier die Freunde, dort die Lover.

Sehen wir uns nun an, was mit und in uns geschieht, wenn wir vermuten oder hoffen, ein potenzieller Traumprinz-Kandidat stünde vor uns. Es heißt, der erste Eindruck entscheidet, und zwar binnen Sekunden, also schneller als sich beim Speed-Dating ein neuer Kandidat überhaupt mit Namen vorstellen kann.

Das Aussehen ist in der Regel die erste Informationsquelle. Das klingt oberflächlich, ist aber so. (Beim Online-Dating kann es zum Beispiel vorkommen, dass der erste Eindruck gänzlich losgelöst von Äußerlichkeiten entsteht, wenn Menschen zunächst miteinander chatten oder sich mailen, ohne ein Foto des anderen gesehen zu haben. Allerdings schafft sich dann das Gehirn ein eigenes Bild, eine Art selbst erschaffenen Platzhalter.)

Grundsätzlich gilt: Wir schreiben attraktiven Menschen sofort unbewusst positive Charaktereigenschaften zu. Attraktive Politiker werden häufiger gewählt, attraktive Mitarbeiter erhalten die besseren Jobs und die bessere Bezahlung, attraktive Schüler dürfen mit besseren Zensuren rechnen. Bei Versuchen wurde sogar festgestellt, dass attraktiven Menschen bei einem vergleichsweise kleinen Unglück, beispielsweise wenn eine Einkaufstüte reißt, viel eher von ihren Mitmenschen geholfen wird als den unattraktiven Pechvögeln.

Bevor dies als Werbung für Schönheitsoperationen missverstanden wird, sollte man sich bewusst machen, dass die Beurteilung, wer hübsch oder hässlich ist, zwar bei extremen Ausschlägen in die eine wie die andere Richtung von den meisten gleich bewertet wird, aber für die durchschnittliche Masse der persönliche Geschmack dominiert – und der ist von ureigensten Erfahrungen geprägt und unendlich vielfältig.

Warum wir uns in den einen Menschen verlieben und in den anderen nicht, warum bei manchen aus Sympathie mehr wird, vermag letztlich niemand mit Sicherheit vorherzusagen. Doch es gibt eine ganze Reihe von Theorien. Der amerikanische Sexualwissenschaftler John Money sagt in seinem Modell der »Liebeslandkarte«, dass es als nötige Basis solch tiefer Gefühle vor allem um Vertrautheit geht. Wie Straßen auf einer Karte werden unsere Lebenserfahrungen zu einem komplexen Muster geformt, das am Ende ziemlich präzise Gesicht, Haarfarbe, Körperform und sogar bevorzugte Charakterzüge des Traumprinzen abbildet. Mit diesem Bild vergleichen wir blitzschnell unser neues Date, um dann unbewusst zu entscheiden, ob sich eine emotionale Investition überhaupt lohnt. Dieses Raster entsteht aus positiven oder negativen Einflüssen und Erlebnissen, angefangen von der Kindheit bis zur letzten befriedigenden Liebesnacht.

Aber warum verlieben wir uns dann durchaus auch in Menschen, die nicht zu uns passen? Fast jeder hat bereits erlebt, dass wir von Anfang an wussten, diese Person würde uns nicht gut tun – und wir haben uns dennoch mit ihr eingelassen. Sexuelle Anziehung kann für solche Entscheidungen ein prima Motor sein, doch ist das dann nicht nur genau das: Lust statt Liebe?

Der Therapeut und Autor Jürg Willi sagt ebenso wie die amerikanische Psychologin Judith Sills, dass es neben anderen Faktoren vor allem um die Bereitschaft der beiden Personen geht, sich zu verlieben. Nur wenn beide Partner hoffen, miteinander glücklich zu werden, dann kann der »zündende Funke der Liebe« überspringen. Die Perspektive einer gemeinsamen Entwicklung ist der entscheidende Faktor, aber eben ein Faktor, der einer Momentaufnahme gleichkommt. Wir müssen also zunächst unter Milliarden Menschen den Traumprinzen finden, dann müssen wir feststellen, ob er zu uns passt, und darüber hinaus braucht es eine Sekunde, in der wir erkennen: »Dies ist der Mensch, mit dem ich mich gemeinsam verändern möchte.«

Manfred Hassebrauck gibt Singles ein wenig Hoffnung, denn er hat Faktoren gefunden, die das Verlieben begünstigen. Offenbar verlieben sich Menschen leichter bei angenehmer Musik als bei störenden, unrhythmischen Klängen. Wer jetzt aber in sanfte Klassik und Chillout-Musik investieren will, sollte sich nochmals bewusst machen, dass Verlieben viel mit Erregung während einer gemeinsamen Erfahrung zu tun hat. Clevere Geschäftsleute schlagen aus dieser Erkenntnis längst Kapital und bieten nicht mehr nur Speed-Dating und Singlepartys an: Sie organisieren Wildwasserfahrten, Bergtouren oder Tauchexkursionen. Das Prinzip ist einfach: Das Erregungsniveau der Teilnehmer ist allein schon aufgrund der außergewöhnlichen Aktivität relativ hoch, und dann wird diese Situation zusätzlich noch gemeinsam erlebt.

Die Geheimnisse der Chemie nutzt die Anthropologin Helen Fisher für ihre Arbeit als wissenschaftliche Beraterin der Online-Partneragentur chemistry.com. Beim Sich-Verlieben sind mehrere Botenstoffe beteiligt: Dopamin macht verliebte Menschen rauschhaft, besessen, aufgeregt, und es begünstigt die Fixierung auf eine Person. Serotonin ist chemisch eng mit dem Melatonin verwandt und wirkt wie ein Rauschmittel.

Das bedeutet möglicherweise: Bei mehrmaligem Partnerwechsel tritt Gewöhnung ein, so dass stärkere Dosen und Reize nötig werden, um die Erregung unbedingten Verliebtseins zu erreichen. Endorphine erzeugen das Glücksgefühl, eine Hochstimmung, wie sie etwa manche Marathonläufer erleben.

Helen Fisher unterscheidet, je nach Konzentration der Hormone Dopamin, Serotonin, Testosteron und Östrogen, vier Persönlichkeitstypen – die im Übrigen mit den von Hippokrates beschriebenen klassischen vier Temperamenten (cholerisch, phlegmatisch, melancholisch, sanguinisch) korrespondieren. Sie schreibt Menschen, bei denen die Dopaminsysteme im Gehirn besonders aktiv sind, Spontaneität, Kreativität und Abenteuerlust zu. Diesen Typ bezeichnet sie als »Entdecker«. Personen mit erhöhter Serotoninaktivität dagegen sollen treu und gewissenhaft sein, sie befolgen gesellschaftliche Normen und können andere Menschen führen. Dieser Typ wird von Fisher »Gestalter« genannt. Die Geschlechtshormone Östrogen und Testosteron treten bei Männern und Frauen auf. Erhöhte Aktivität der Östrogensysteme hat sie bei Personen mit ausgeprägten sprachlichen Fähigkeiten gefunden, sie werden als »Vermittler« bezeichnet. Die vierte Gruppe sind schließlich die »Direktoren«, Menschen mit aktiveren Testosteronsystemen. Sie sind entscheidungsschnell, technisch talentiert und erfinderisch, aber wenig menschenorientiert. Natürlich setzt sich jeder Mensch aus Eigenschaften aller vier Typen zusammen – aber eben jeder mit unterschiedlichen Ausprägungen.

Bei chemistry.com werden, basierend auf dem Ergänzungsprinzip, Partner vorgeschlagen, die zu einem Teilnehmer passen.

Der Partnerwahlmarkt

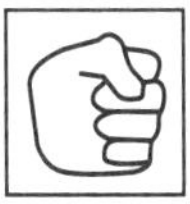

Martina ist mit ihrem Singledasein überwiegend zufrieden. Sie hat zahlreiche Freunde, mit denen sie viel unternimmt. Bei diesen Freizeitaktivitäten lernt sie häufig Männer kennen, jedoch war der Richtige noch nicht dabei. Ob ein Mann in ihr Beuteschema passt, beurteilt sie rasch, und ihrer Meinung nach verfügt sie über hervorragende Menschenkenntnis. Sie flirtet gerne, und hin und wieder ergibt sich daraus ein erotisches Abenteuer. Für ihr Bedürfnis nach gemeinsamen Aktivitäten und Gedankenaustausch hat Martina ihren Freundeskreis, den sie geflissentlich pflegt; für körperliche Nähe lässt sie sich ab und an auf einen Flirt ein. Damit sich dieser Flirt keine falschen Hoffnungen machen kann, erklärt Martina bereits im Vorfeld, dass sie keine Beziehung sucht. Bei einigen Männern jedoch weckt genau dies den Jagdinstinkt, und so wird sie One-Night-Stands bisweilen nur mit Mühe wieder los. Ihre Anforderungen an einen Mann, der länger bleiben dürfte, sind hoch: Er muss gebildet, attraktiv, erfolgreich und aufopfernd sein, vor allem soll er ihr den Freiraum lassen, an den sie sich während ihrer Singlezeit so gewöhnt hat. Scherzhaft sagt sie manchmal, der perfekte Mann für sie wäre jemand wie Brad Pitt, allerdings mit einem Schalter, so dass sie ihn ausschalten und in den Schrank stellen kann, wenn sie ihn gerade nicht braucht.

In der Regel ist es einfacher ist, einen Partner für eine kurze Affäre zu finden als für eine langfristige Beziehung. Konkret bedeutet das: Wer keinen Lebensgefährten sucht, kann sich entspannt zurücklehnen, die neuen Medien wie das Internet zum Dating nutzen oder abends einen Mann an der Bar abschleppen.

Der glückliche Single ist zwar keine Ausnahme, aber definitiv nicht die Regel. »Ich bin zufrieden mit meinem Singledasein«, das bestätigen in Deutschland nur 24 Prozent der Befragten. Dagegen sagen 36 Prozent, dass sie unzufrieden sind, und weitere 40 Prozent können sich nur ein »teils, teils« abringen. Interessant ist übrigens, dass Frauen ihre Situation generell lockerer nehmen, während Männer ihr Singledasein eher frustriert und sie deshalb die Partnersuche aktiver angehen. Zugleich sind Männer jedoch erheblich überzeugter als Frauen, dass sie eine Partnerin finden werden – was uns erneut zum Thema Ansprüche bringt. Frauen wird nachgesagt, dass sie grundsätzlich mehr von ihrem künftigen Mann erwarten und dass sie konkretere Vorstellungen mitbringen, wie Mr. Right zu sein hat. Etwas überspitzt lässt sich sagen: Deutschen Frauen ist der Beste gerade gut genug! Und der darf gerne den ersten Schritt unternehmen.

Leider ist der Markt an derartigen Prachtexemplaren winzig, und mit zunehmender Lebenserfahrung sinkt noch dazu die Bereitschaft, Kompromisse einzugehen. Leicht ließe sich daraus folgern, dass Frauen ganz einfach ihre überzogenen Ansprüche runterschrauben müssten, dann würden sie schon einen Partner finden. Der ebenso populäre Umkehrschluss wäre: Frauen müssen sich so begehrenswert geben, dass die Männer auf sie fliegen, dann brauchen sie nur noch auszuwählen.

Beide Ansätze sind meiner Meinung nach weniger Erklärungsversuch als Schuldzuweisung. Ich bin überzeugt: Wenn es um Erwartungshaltungen geht, dürfen Sie nie vergessen, dass es niemandes Job ist, Ihre Erwartungen zu erfüllen. Umgekehrt würden Sie sich genauso verbitten, als Projektionsfläche unerfüllter Wünsche Ihres Partners herhalten zu müssen. Prinzipiell sind hohe Ansprüche richtig und wichtig – die Frage ist nur, welche Ansprüche für eine langfristige Beziehung wirklich relevant sind.

Das Statistische Bundesamt errechnet, dass das höchste Scheidungsrisiko in Deutschland zwischen dem dritten und dem sechsten Ehejahr liegt. Tatsächlich stellen Paartherapeuten in vielen Partnerschaften im dritten bis siebten Beziehungsjahr einen Durchhänger fest. Der Paartherapeut Jürg Willi führt die steigende Scheidungsrate vor allem auf unrealistische Erwartungen an den Ehepartner zurück. Aber genauso gelten Geldsorgen und lange Arbeitszeiten als Stolpersteine für Eheleute. Es gibt sogar Theorien, dass ab dem dritten Jahr prinzipiell bei jedem Paar die Leidenschaft nachlässt, denn das vom Körper gesteuerte Verliebtsein in der Anfangsphase wird immer schwächer – und das ist auch gut so, schließlich würden wir eine lebenslange Achterbahnfahrt von Gefühlen nicht unbeschadet überstehen können.

In der Singlestudie von PARSHIP[8] wurden die Teilnehmer nach ihrer längsten Beziehung gefragt. Während Männer und Frauen mit zwischen zehn und 15 Prozent eine ähnlich lange Dauer, nämlich ein bis zwei Jahre angaben, unterschieden sich diese Aussagen deutlich im kürzeren Bereich. 10 Prozent der Männer gab an, ihre längste Beziehung währte vier bis sechs Monate. Nur 3,3 Prozent der Frauen bestätigten das, was mich vermuten lässt, dass eine Beziehung unter sechs Monaten für die Mehrheit der Frauen gar nicht erst als Partnerschaft bewertet wird. Meistens dauern Beziehungen länger, je älter man wird. Dennoch haben über 30 Prozent der 18- bis 35-Jährigen bereits Beziehungen zwischen zwei und drei Jahren hinter sich – es ist also nicht so, dass sich Jüngere nicht durchaus frühzeitig binden wollen oder können. Gerade das Warten auf den optimalen Partner und sinkende Kompromissbereitschaft machen die Partnerwahl in unserer modernen urbanen Kultur aber zunehmend schwieriger.

Zusammenfassend lässt sich sagen:

1. Frauen erarbeiten sich heute einen höheren sozialen Stand und orientieren sich bei der Partnerwahl wie schon zu Urzeiten nach oben. Allerdings leben sie heute häufig lieber allein, als sich mit einem mittelmäßigen Mann zufriedenzugeben. Manche versuchen, ihren Partner zu erziehen und zu verbessern, also regelrecht upzugraden, aber solche

8 PARSHIP/Innofact Single-Studie 2006.

Bemühungen sind in der Regel am Ende nur schmerzlich (für beide) und ergebnislos.

2. Die realen Männer gelten in den Augen der anspruchsvolleren Frauen aus Bildungsgründen oder aufgrund ihrer Verhaltensdefizite überwiegend als Versager und Verlierertypen, und die haben auf dem Partnerschaftsmarkt schlechte Karten. Der Traumprinz ist dabei in den meisten Köpfen real: Er ist vielleicht nie der tatsächliche Partner, aber er könnte jederzeit plötzlich vor einem stehen!

3. Es lassen sich zunehmend inkompatible Lösungsansätze der beiden Geschlechter feststellen: Wer denkt, den Ansprüchen auf dem Partnerwahlmarkt nicht standhalten zu können, investiert in Faktoren, die scheinbare Defizite ausgleichen sollen. Während Männer früher durchaus stattlich (also stämmig bis dick) sein durften, hat das vor allem von den Medien propagierte Idealbild heute den Körper eines Hobby-Triathleten inklusive Sixpack. Dass Frauen der Body-Mass-Index ihres Partners so wichtig gar nicht ist, übersehen die Männer – ebenso wie die Frauen, die glauben, allein das Äußere und eine erotische Ausstrahlung wären die ausschlaggebenden Faktoren, um als Heiratsmaterial zu gelten.

4. »Drum prüfe, wer sich ewig bindet«, heißt es noch heute, wobei *ewig* seine Bedeutung im Sinne von *unendlich* verloren hat. Zwar wünschen sich die meisten Menschen eine dauerhafte Beziehung, und das Bild von einer Partnerschaft bis ans Lebensende ist für gut 75 Prozent ein erstrebenswertes Ziel. Allerdings geben 80 Prozent an, dass sich dieses Ziel nur durch gemeinsame Arbeit an der Beziehung erreichen ließe, und knapp 45 Prozent denken, »lebenslänglich« sei ein Urteil und ein Auslaufmodell.[9]

Erwartungshaltungen

Julia könnte auf der Stelle zehn Anträge bekommen, wenn sie denn nur wollte. Sie ist gerne Single und verspürt keinerlei Druck, daran etwas zu ändern. Beziehung bedeutet für sie ganz realistisch Arbeit, und darauf hat sie keine Lust. Ihr Leben empfindet sie als kompliziert genug, als einen Dschungel, durch den sie sich kämpfen muss und in dessen Schlingpflanzen sie oft genug hängen bleibt. Ihre berufliche Situation könnte besser sein, seit Jahren will sie in eine neue Wohnung ziehen, aber dazu fehlt ihr das Geld. Für die Suche nach einem lukrativeren Job fehlt ihr die Motivation. Einen Traumpartner hat sie nicht, und ihre Ansprüche an andere Menschen sind sehr durchschnittlich, was aber auch daran liegt, dass sie keine Lust hat, die Ansprüche anderer zu erfüllen.

Julia würde sich selbst als Realistin bezeichnen, andere würden sie vermutlich pragmatisch nennen. Sie ändert in ihrem Leben nur dann etwas, wenn sie sicher sein kann, dass sich dadurch etwas zum Besseren wendet. Von einem potenziellen Partner erwartet sie, dass er das genauso sieht, und weil sie keine Lust hat, eine Beziehung mit jemandem einzugehen, der sich durch sie ein er-

9 PARSHIP/Innofact Single-Studie 2006.

füllteres Leben erhofft, verzichtet sie lieber auf eine gezielte Partnersuche.

Die meisten Partnersuchenden haben hohe Erwartungen an einen Partner oder eine Beziehung. Klassische Werte wie Ehrlichkeit, Zuverlässigkeit und Verständnis führen in der Innofact-Studie für PARSHIP die Liste an. Weit abgeschlagen und nur noch für ein Zehntel der Bevölkerung relevant ist hingegen die Religiosität des Partners. Extreme Unterschiede zwischen Männern und Frauen zeigen sich bei der Bildung: 84 Prozent der Frauen wünschen sich einen gebildeten Partner, was nur für 69,2 Prozent der Männer wichtig ist. Ähnlich unterschiedlich die Sicht, wie vorzeigbar der Partner sein sollte. Ein sicheres Auftreten des Mannes an ihrer Seite erwarten 80,2 Prozent der Frauen. Nur 63,8 Prozent der Männer legen darauf Wert.

Erwartungen an den künftigen Partner

Angaben in Prozent	**Alle**	**Männer**	**Frauen**
Hat die gleiche Religion wie ich	10,4	9,7	11,3
Religiosität/Spiritualität	13,8	11,7	16,4
Kommt aus meinem Kulturkreis/Land	26,0	20,5	32,9
Nichtraucher	40,6	45,0	35,1
Figur/Körperbau	53,9	64,9	40,2
Haare/Frisur	40,8	41,2	40,2
Kleidung	39,6	38,7	40,7

Angaben in Prozent	**Alle**	**Männer**	**Frauen**
Temperament	47,2	43,0	52,4
Familiensinn/Kinderwunsch	53,2	49,6	57,6
Aussehen/Attraktivität	67,5	74,5	58,9
Sexualität	69,1	74,8	62,0
Pünktlichkeit	55,7	49,3	63,8
Spontaneität	59,7	55,6	64,9
Gemeinsame Aktivitäten	68,0	65,5	71,1
Selbstbewusstsein	69,1	62,1	77,8
Charme	76,5	74,8	78,7
Auftreten	71,2	63,8	80,2
Bildung	75,8	69,2	84,0
Positive Lebenseinstellung	81,1	77,9	85,1
Natürlichkeit	85,0	82,4	88,2
Intelligenz	82,3	77,2	88,7
Einfühlungsvermögen	84,0	79,3	89,8
Treue	88,3	88,2	90,9
Humor	87,4	84,4	91,1
Charakter/Ausstrahlung	87,8	85,1	91,1
Verständnis/Akzeptanz	87,1	83,6	91,3
Zuverlässigkeit	88,1	84,5	92,4
Ehrlichkeit	92,8	91,5	94,4

(Reihenfolge aufsteigend sortiert nach den Wünschen der Frauen)

Möglicherweise schürt das für die Partnersuche ungebrochen an Bedeutung zunehmende Online-Dating und -Matching diese Erwartungen. Wie in einem Bestellkatalog können Nutzer bei Agenturen wie neu.de oder friendscout24.de nach dem ihren Wünschen am ehesten entsprechenden Partner suchen. Größe, Gewicht, Interessen, Haar- und Augenfarbe – alles lässt sich voreinstellen und filtern. Die Versuchung ist groß, sich wie bei einer Pizzabestellung die Lieblingszutaten zusammenzustellen. Abgesehen davon, dass die immer selbe Pizza, egal wie lecker sie sein mag, auf Dauer langweilig werden würde: Was wir uns wünschen, muss nicht zwangsläufig gut für uns sein! Doch was gut für uns wäre, das wissen wir manchmal selbst nicht – mangels Erfahrung. Nur 38,9 Prozent der Befragten geben an, gute Vorbilder für eine Beziehung zu kennen, weit weniger als die Hälfte der Singles also. Diese Quote ist erschreckend niedrig für einen solch existenziellen Lebensaspekt.

Bei meiner Arbeit als Singlecoach und während meiner Recherchen für dieses Buch stieß ich immer wieder auf ein verklärtes, idealisiertes Bild von einer Beziehung. In mehreren hundert Interviews habe ich Singles und Personen in einer Partnerschaft die Frage gestellt, welches Paar in ihren Augen eine erstrebenswerte Beziehung führe. Antworten waren nicht vorgegeben. Über 90 Prozent der Befragten bemühten als Vorbilder Paare aus Film, Theater und der Literatur, die es niemals wirklich gegeben hat, und nur zehn Prozent wählten reale Rollenvorbilder. Von denen wiederum wurden überwiegend die Eltern und schließlich zu etwa gleichen Teilen die eigene Beziehung oder die von Freunden genannt.

Die Einschätzung der Beziehung der Eltern interessierte mich besonders, und so fragte ich explizit, wie die Partnerschaft der Eltern bewertet wird. Über 80 Prozent zeigten ihren Erzeugern die rote Karte und sagten, deren Form des Zusammenlebens sei absolut oder überwiegend nicht nachahmenswert. Als Begründung fiel häufig: »Meine Mutter ist nur bei ihm geblieben, weil das Kind da war«, »In dem Alter trennt man sich eben nicht mehr so schnell«, oder »Als sie jünger waren, haben sie nur gestritten, heute haben sie ein Arrangement«.

Dafür waren diejenigen, die in ihren Eltern brauchbare Vorbilder sahen, in ihrem Lob meist überschwänglich: »Genauso verliebt wie am ersten Tag sind sie auch heute noch«, »Ich wünsche mir nur, dass meine Ehe ebenso glücklich sein wird«, und »An deren Beziehung können sich manche eine Scheibe abschneiden!«.

Die Befragten, die ihren Eltern nicht nacheifern wollten, waren übrigens diejenigen, die besonders häufig »Romeo und Julia« oder Paare wie die aus den Filmen »Titanic« oder »Message in a Bottle« als ideale Liebende nannten. Diesen Paaren gemein ist ein immenses Maß an Leidenschaft – und jede Menge Unglück bis hin zum Tod. Keine Frage, »Romeo und Julia« ist eine ergreifende Liebesgeschichte, ebenso wie die von Rose und Jack in »Titanic« – doch sie währt nicht lange, und das Glück wird mit dem Leben bezahlt. Objektiv betrachtet sind diese Rollenvorbilder nur für Menschen nachahmenswert, die das klassische Tragödienmotiv »Sterben für die Liebe« oder unveränderliche Schicksalsbestimmung als Liebesmotto wählen. In »Shrek 2« entscheiden sich ein grünes Monster und eine Prinzessin für ein gemeinsames Leben – allen Widerständen ihrer Umgebung und eigener Zweifel zum Trotz. Sogar als das Monster Shrek sich ihr zuliebe bereit erklärt, sich in einen Menschen verwandeln zu lassen, wählt die Prinzessin den schwierigeren Weg und wird schließlich mit einer erfüllten Beziehung belohnt, die vor allem Spaß bringt. Das klingt doch verlockender als Dolch und Gift in der Familiengruft oder ein eiskalter Ozean ohne Rettungsboote. Wenn Sie zwischen diesen fiktionalen Paaren entscheiden müssten, würden Sie lieber ein kurzes Glück mit der großen Liebe erleben? Oder wären Sie lieber mit einem zunächst unpassend erscheinenden Partner glücklich und zufrieden bis an Ihr Lebensende?

Lieben bedeutet Leiden, so das weit verbreitete verklärte Bild von romantischer Liebe. Fraglos waren solch immens starke Gefühle Vorbild für die schönsten und mitreißendsten Kunstwerke. Wann sind wir unseren Gefühlen näher als in der Leidenschaft? Doch ist dies der passende Maßstab für eine dauerhafte Beziehung?

Ich vermute nichts Neues, wenn ich denke, dass die in unserem Umfeld vorgelebten Beziehungen für unsere eigenen Erwartungen an eine Partnerschaft prägend sind. Besonders auffällig wird dies in Studien über die Partnerschaften von Scheidungskindern. Diese Studien sollen nicht den Untergang der Paarbeziehung durch fehlende Rollenvorbilder beschreiben, sondern die bemerkenswerte wissenschaftliche Erkenntnis untermauern, wie prägend solche Vorbilder sein können. Die Psychologieprofessorin Judith S. Wallerstein hat in einer Langzeitstudie über 25 Jahre hinweg 131 Scheidungskinder begleitet: 40 Prozent der betroffenen Männer und Frauen haben niemals geheiratet. Wallerstein kommt zu dem Schluss, dass die Erfahrungen der Kindheit zu erheblichen Beziehungs- und Verlustängsten führen können. Die Angst, noch einmal im Stich gelassen zu werden, Misstrauen gegenüber dem Partner und die Unfähigkeit, Konflikte auszutragen, wurden Scheidungskinder auch nach Jahrzehnten nicht los.

Rollenvorbilder sind wichtig, doch in Beziehungsfragen scheinen vielen Menschen genau diese zu fehlen. Also suchen sie sich Alternativen, die greifbar sind. In die Traumprinz-Falle geraten besonders häufig Personen, die ausschließlich kurze Beziehungen führen. Solche Menschen verlieren oft den Mut (und den Spaß), wenn nach der anfänglichen Begeisterung der Beziehungsalltag seinen arbeitsintensiven Tribut fordert. Viele geben in solchen Situationen dem vermeintlich unpassenden Partner die Schuld und sagen: »Ich war diesmal ganz nahe dran am Beziehungsglück. Er wäre fast der Richtige gewesen, nur ein paar Kleinigkeiten störten. Aber beim Nächsten bin ich aufmerksamer.« Damit gerät man rasch in einen Teufelskreis aus Erwartungen und Enttäuschungen, der sich manchmal nur mit der Hilfe eines Therapeuten durchbrechen lässt.

Wenn wir also behaupten, wir wüssten, wer gut für uns

ist, sollten wir einen Moment innehalten und prüfen, worauf unsere Auswahlkriterien basieren. Sind die Bilder von glücklichen Paaren im Park, dem gemeinsamen Rudern über den See Momentaufnahmen, die wir selbst gesehen oder miterlebt haben? Oder mischen wir eigene Erfahrungen mit Second-Hand-Erfahrungen, Wunschdenken und Szenen aus der »Love Story«?

4. Wie sehr die Partnerwahl unser Leben bestimmt

Gründe für die aktive Partnersuche

Angelika sagt über sich selbst, dass sie mit beinahe 40 Jahren bereits zu den schwer vermittelbaren Frauen gehört. Ihre Erfahrungen beim Online-Dating haben sie in diesem Gefühl bestätigt: Gleichaltrige Männer antworten nicht auf ihre Anfragen, und wenn sie sich die Profile von in Frage kommenden Singles ansieht, liest sie immer wieder: »Suche jüngere Frau« oder »Maximal bis 35 Jahre«. Ihre Freundinnen erzählen von ähnlichen Erfahrungen, und gegenseitig nehmen sie sich manchmal alle Hoffnung. Nach einem solchen Abend, wenn sie gemeinsam über die Ungleichheit der Chancen von Frauen und Männern gelästert haben, fühlt sich Angelika meist niedergeschlagen und mutlos. Der Gedanke, dass sie bis an ihr Lebensende allein bleiben könnte, raubt ihr oft den Schlaf. Am nächsten Tag im Büro ist sie dann unkonzentriert und für anspruchsvolle Aufgaben kaum zu gebrauchen. Ihr Abteilungsleiter muss sie regelmäßig wegen ihrer Flüchtigkeitsfehler ermahnen, aber obwohl sie um ihren Job fürchtet, kann sie sich kaum auf etwas anderes konzentrieren als die Sehnsucht nach dem richtigen Partner an ihrer Seite. Mehrfach hat sie ihre Kollegen bereits hinter ihrem Rücken

tuscheln hören. Manchmal möchte sie trotzig »So wichtig ist mir eine Beziehung gar nicht, ich bin gerne Single!« rufen, doch sie weiß, dass das gelogen wäre.

Wenn ein Mensch nach einem Partner sucht, dann bildet er Rankings. Manchen genügen zwei Kategorien: Top oder Flop. Andere haben drei: Ja, nein, vielleicht. Und wieder andere finden dazwischen noch weitere Abstufungen: *Ja* für eine Affäre, *vielleicht* für eine längere Beziehung, *nein* als Vater meiner Kinder. Solche Rankings entstehen entlang verschiedener Kriterien: Emotionale Intelligenz, soziales Verhalten, Status, Optik, vergleichbare Wertvorstellungen und sexuelle Attraktivität.

Wie Punktrichter bei einem Sportwettkampf vergeben wir blitzschnell Noten, bilden eine Quersumme und stecken unser Gegenüber in eine Schublade, jedoch funktionieren die Geschlechter hier verschieden: Männern gelingt die Wertung schneller als Frauen, vermutlich ein Erbe unserer Vorfahren. Frauen konnten sich bei der Partnerwahl nicht allein aufs Aussehen verlassen. Viel wichtiger war, ob sein materieller Status ausreichte, um eine Familie zu versorgen. Männer hingegen suchten im äußeren Erscheinungsbild nach Hinweisen, ob eine Frau zur Weitergabe des Genmaterials geeignet wäre, also ob sie gesund, wohlgenährt und fruchtbar wirkte. Männer, die das nicht taten, hatten einen geringeren Fortpflanzungserfolg – und sind deshalb auch heute noch in der Minderheit. Zumindest behaupten das die Evolutionsforscher. David Buss beispielsweise schreibt stellvertretend für viele seiner Kollegen: »Über Tausende von Generationen entwickelte sich so bei den Frauen eine Präferenz für Männer, die zu erkennen gaben, dass sie bereit und in der Lage sind, eine dauerhafte Beziehung einzugehen.«

Nun ist aber heute der Kinderwunsch so niedrig ausgeprägt wie selten zuvor: Deutschland hat weltweit eine der niedrigsten Geburtenraten. Statistisch gesehen bringt jede Frau nur noch 1,36 Kinder zur Welt. Damit hat die Geburtenrate hierzulande den Tiefstand des letzten Kriegsjahres 1945 erreicht. Wenn also Familienplanung und Kinderaufzucht in unserer Partnerwahl eine Nebenrolle spielen, könnten da nicht andere Faktoren unser Ranking viel stärker beeinflussen? Wir möchten gerne dem romantischen Gedanken glauben, dass unsere emotionalen Motive stärker sind als die biologischen Faktoren mit dem linearen Ziel der Fortpflanzung.

Die Suche beginnt zunächst mit dem Wunsch, einen Partner zu finden. Einige wachen morgens auf, sehen in den Badezimmerspiegel und sagen sich: »Ab heute ist Schluss mit dem Singledasein!« In anderen wächst nach und nach die Erkenntnis: »Ich könnte mich mal wieder richtig auf einen Menschen einlassen, vielleicht sogar mit jemandem zusammenleben.«

Ganz gleich, ob plötzlicher Entschluss oder langsamer Prozess: Fast jeder trifft irgendwann die Entscheidung, dass die Zeit reif für eine Beziehung ist, die meisten Menschen unseres Kulturkreises das erste Mal in einem Alter zwischen

30 und 40 Jahren. Selbst überzeugten Singles kommt dann der Gedanke: »Der nächsten Affäre gebe ich vielleicht eine Chance, und nach dem Frühstück verabrede ich mich zu einem zweiten Date mit ihm.«

In Interviews befragte ich Frauen und Männer, wann sie sich ihrer eigenen Einschätzung nach aktiv auf Partnersuche begeben haben und welche Ausgangssituationen sich für eine erfolgversprechende Partnersuche bewährt haben. Ich konzentrierte mich auf Personen, die eine lange, eheähnliche Bindung anstrebten, und vernachlässigte diejenigen, die eher (und das ist wertungsfrei gemeint) nach Spaß und Selbstbestätigung in Abenteuern suchen. Vernachlässigt, aber nicht ausgeschlossen, denn schließlich besteht immer die Möglichkeit, dass der geplante One-Night-Stand vom Samstagabend zum Auftakt einer festen Beziehung gerät.

Häufige Aussagen von zufriedenen Singles waren: »Ich habe mich genug ausgetobt, jetzt will ich was fürs Herz!« Und: »Wenn jetzt der Richtige käme, würde ich ihn nicht wegschicken.«

Die nicht zufriedenen Singles suchten sich häufig einen Anlass: »Im neuen Jahr muss sich etwas ändern!« Oder: »Diesen Valentinstag will ich nicht allein verbringen!«

Eine kleine Gruppe Singles ging die Partnersuche gezielt nach Plan an: »Ich melde mich im Fitnessstudio an und sehe mich dort nach einem Partner um.« Oder: »Zum Frühjahr investiere ich in eine Partnervermittlung.«

Wenn sich Frauen auf das Projekt Partnersuche einlassen, dann müssen vor allem die über 30-Jährigen oft zunächst eine Reihe negativer Erfahrungen aus ihrem Umfeld verarbeiten. Im Allgemeinen beschrieben die von mir interviewten Singlefrauen die verfügbaren Männer auf dem Markt als minderwertig: »Typen, die nicht bereits vergeben sind, sind doch sowieso Versager.« Oft ist die fehlende Bestätigung durch den Partner in vorherigen, häufig wechselnden Beziehungen der Grund, dass Frauen jemanden suchen, der »mich als die Frau an seiner Seite sieht und sich zu mir bekennt«. Der häufig vermutete Kinderwunsch spielt eher selten eine Rolle, denn Nachwuchs wird nicht zwangsläufig mit einem Partner verbunden: »Ich würde niemals heiraten, nur um ein Kind zu bekommen.«

Es fällt auf, dass die meisten Frauen erheblich selbstbewusster auf Partnersuche gehen als Männer. Viele Frauen starten mit einer sehr hohen Eigenmeinung: »Ich bin eigentlich viel zu gut für diese Gestalten, die da draußen in den Bars auf mich lauern.« Das erklärt womöglich, warum Frauen bei der Partnersuche häufig so zielgerichtet und beinahe projektorientiert vorgehen: »Ich habe mir einen Stapel Bücher bestellt und mir die wichtigsten Tipps notiert.« Dieser pragmatische Ansatz macht sie dann auch bereit, Neues auszuprobieren und ungewöhnliche Wege zu gehen: »Internet-Dating, Speed-Dating, Silent-Dating: Ich teste alles aus, warum denn nicht?« Wer nicht an neuen Trends interessiert ist, lässt sich von Ideen aus amerikanischen Fernsehserien inspirieren: »Mein Favorit: Samstagmittag im Supermarkt an der Kühltheke für Fertiggerichte, oder, wenn gar nichts mehr geht, ab in den Baumarkt!«

An welchen Orten der Richtige *nicht* zu finden ist, ist den meisten klar: »In den Bars stehen nur Verlierer rum, da ist nichts für eine langfristige Beziehung dabei.« Zunehmend scheinen sogar die klassischen Wege des Kennenlernens, im Freundeskreis und am Arbeitsplatz, ihren früheren hohen Stellenwert zu verlieren: »Im Tagesablauf lerne ich kaum Männer kennen, die noch zu haben sind.« Freunde und das soziale Umfeld können schnell ausdienen, vor allem, wenn wir älter werden und alle potenziellen Partner bereits vergeben sind: »Die Chancen und Möglichkeiten in meinem Bekanntenkreis sind inzwischen zu klein«. In diese Selbstsicherheit mischen sich natürlich auch einige Zweifel. Vor allem Frauen über 35 fühlen sich häufig zu alt, um »einfach so einen Mann anzusprechen. Was für ein Bild gebe ich denn da ab?«

Wie sorgfältig geplant die Partnersuche auch wirken mag, ein wichtiges Motiv für diese Suche nach dem Mann fürs Leben ist für viele nach wie vor die Romantik. »Ich will endlich wieder Schmetterlinge im Bauch spüren. Dieses Kribbeln fehlt mir.« Viele wünschen sich vor allen Dingen einen Mann, der »mehr ist als nur ein guter Freund, der sagt, dass ich zu ihm gehöre, und dem ich Dinge erzählen kann, die ich nicht einmal meiner besten Freundin anvertrauen würde«.

Häufig soll der Partner aber nicht nur Ergänzung sein, manche sehen in ihm eher die Rettung. Vor allem Männer begeben sich auf Partnersuche, um damit einer Unzufriedenheit mit der eigenen persönlichen Situation entgegenzusteuern. »Viele meiner Hobbys machen mir keinen Spaß mehr«, sagen sie. Das negative Gefühl, das bis hin zu einer tiefen Niedergeschlagenheit reichen kann, soll mit aktiver Partnersuche kompensiert werden.

Männer beschreiben häufig ein Gefühl von Leere, das von einem besonderen Menschen gefüllt werden soll. »Meine Freunde sind mir wichtig, aber nach einem Abend mit den Kumpels sitze ich alleine vor der Glotze.« Außerdem bricht häufig das Bedürfnis nach liebevoller Umsorgung durch: »Nach einem harten Arbeitstag würde ich schon gerne nach Hause kommen, und da begrüßt sie mich mit einem Kuss an der Tür und dem Abendessen auf dem Tisch.«

Doch nicht alle Männer wollen bemuttert und bekocht werden. Viele wünschen sich von ihrer Partnerin, dass sie »mit mir gemeinsam Dinge unternimmt, die ich sonst allein oder mit Freunden erleben würde, zum Beispiel zu einem Formel-1-Rennen zu fahren.« Gemeinsame Erlebnisse sind besonders wichtig: »Ich will eine Frau, mit der ich noch in 30 Jahren zusammen ausgefallene Dinge unternehmen und darüber lachen kann!«

Bei der Auswertung meiner Interviews stellte ich fest, dass Männer auf Partnersuche häufiger das Bedürfnis haben, ein emotionales Defizit auszugleichen als Frauen. Die nämlich suchen überwiegend nach emotionaler Bereicherung ihres Lebens durch Romantik und durch das Gefühl, umworben zu werden. Wenn auf dieser Ausgangsbasis die aktive Partnersuche begonnen wird, neigen Frauen häufiger zu einem geplanten Vorgehen als Männer, die lieber abwarten und alles auf sich zukommen lassen wollen – möglicherweise, weil sie vor ihrem sozialen Umfeld einen Gesichtsverlust befürchten.

Partnerwahl und Marketing

Sabine würde gerne eine Familie gründen. Kinderwagen oder glückliche Familien im Park stimmen sie traurig, denn sie fürchtet, dass sie mit Mitte 30 die Hoffnung auf Nachwuchs bald aufgeben muss. Kinder aufziehen ohne festen Partner kommt für Sabine nicht in Frage. Das führt dazu, dass sie jeden Mann, den sie kennenlernt, auch nach Nachwuchsqualitäten abcheckt. Da sie sehr schüchtern ist und ihr der erste Schritt schwerfällt, neigt sie dazu, solche Männer mit ihren Wünschen schnell zu überfordern. Ein Bekannter warf ihr sogar vor, sie agiere wie eine Samendiebin und wäre gar nicht an ihm als Person, sondern nur an ihm als Mann und Erzeuger interessiert. Sabine sucht tatsächlich keinen Traumprinzen, sie hat auch kein konkretes Bild ihres künftigen Partners im Kopf, was bei der Partnerwahl prinzipiell hilfreich ist. Jedoch verstehen das manche Männer so, als wäre ihr gleichgültig, mit wem sie zusammen ist, solange sich nur irgendeiner mit ihr einlässt. Das schreckt potenzielle Bewerber natürlich ab, denn jeder möchte schließlich wegen seiner Persönlichkeit geliebt werden.

Was passiert denn eigentlich genau, wenn wir auf Partnerwahl gehen? Wir wissen, dass Prägungen und Veranlagungen eine Rolle spielen, und wir wissen, dass die Evolution ihre

Spuren hinterlassen hat. Wir glauben, dass die letzte Entscheidung für oder gegen einen potenziellen Partner bei uns selbst liegt, ahnen aber, dass es Faktoren gibt, die wir nicht beeinflussen können.

Lassen Sie uns mit einem Ausflug in die Evolutionslehre beginnen, bevor wir uns anderen Theorien und wissenschaftlichen Erkenntnissen zuwenden. Da wäre zunächst einmal die Frage, die Biologen schon immer beschäftigt hat: Warum eigentlich Fortpflanzung durch Sex? Das ist problematisch, riskant, gefährlich und ausgesprochen unökonomisch. Es gäbe einfachere Methoden, aber nein, die Evolution hat sich für die Männlein-Weiblein-Variante entschieden, nach der sich fast alle Tiere auf diesem Planeten vermehren. Nur ein paar Reptilien können auf Väter verzichten, ebenso einige wirbellose Vertreter.

Dabei endet Sex nicht selten tödlich, nicht aufgrund von sexuell übertragbaren Krankheiten, sondern wegen gewisser durchaus mörderischer Paarungsrituale so mancher Tierarten. Es gibt Spinnenweibchen, die noch während des Aktes das Männchen auffressen, um sich für die Kinderaufzucht zu stärken.

Über viele Zeitalter hinweg funktionierte die Fortpflanzung anders: Einzellige Bakterien tauschten ihr Erbgut über die Zellmembranen aus, um sich anschließend mit der neuen genetischen Information zu teilen und für Vielfalt zu sorgen. Warum sich dieses Prinzip änderte und schließlich zugunsten der sexuellen Fortpflanzung in den Hintergrund gedrängt wurde, ist noch nicht zu Ende erforscht.

Da sich unsere Umwelt im ständigen Wandel befindet, müssen unsere Nachkommen auf jegliche Änderungen vorbereitet sein. Dies bedeutet, dass der Mensch sich anpassen muss, um überleben zu können. Die genetische Vielfalt sorgt dafür, dass wir unterschiedlich anfällig für Umwelteinflüsse, wie beispielsweise Angriffe von Parasiten, sind. Die Möglichkeit, dass ein einziges Grippevirus die gesamte Menschheit auslöschen könnte, ist dank der Vielfalt unserer Gene ausgeschaltet.

Natürlich geht bisweilen etwas schief, wenn sich Mutationen ergeben, die die Evolution nicht weiterbringen. Derlei Fehlentwicklungen können sich durch Fortpflanzung potenzieren, sterben aber schließlich aus.

Forscher sind sich heute einig: Sex ist trotz allem der Motor des Lebens auf unserem Planeten. Und somit ist die Suche nach dem passenden Partner elementar, denn die richtige Partnerwahl ist das entscheidende Kriterium der Fortpflanzungsstrategie – wie uns die Tierwelt täglich vormacht. Dort gilt als Partner nur als attraktiv, wer auffällt, besonders schön ist oder zumindest laut singen kann, wer viele Farben im Gefieder aufweisen kann oder das längste Geweih trägt.

Was sexuell attraktiv macht, ist aber leider häufig ein echtes Manko: Die Federn eines Pfauenhahns beispielsweise sind fraglos imposant, bei der Flucht vor Angreifern jedoch so hilfreich wie eine Eisenkugel am Bein. Der Evolutionspsychologe Geoffrey Miller vermutet, dass Tiere, die sich solchen scheinbar überflüssigen, sogar hinderlichen Luxus leisten können, im Gegenzug besonders fit sein müssen und somit gute Partner abgeben. »Fitness-Indikatoren« wie der Pfauenschwanz könnten also der sexuellen Selektion dienen und sind besonders signifikant, wenn sie dem Träger vordergründig einen echten Nachteil verschaffen.

Ob sich allein so erklären lässt, warum manche Tierarten so wählerisch sind, bleibt umstritten. Als eine der größten Zicken gilt eine Krabbenart, die die Suche nach dem richtigen Partner sogar bis in deren Behausung ausdehnt. Bis zu zwanzig, manchmal sogar mehr Höhlen und deren Bewohner inspiziert die Krabbendame und entscheidet sich am Ende für das Herzblatt, dessen Wohnungsschnitt ihr am besten für die Aufzucht des Nachwuchses geeignet scheint.

Nun erwacht auch manche Menschendame in ihrem Leben in mehr als zwanzig Junggesellen-Schlafhöhlen, aber deshalb ist sie noch lange nicht zickig, sondern allenfalls wählerisch: Da wir ohne portables DNA-Vergleichslabor auf die Piste gehen, sind wir auf andere Faktoren angewiesen, die uns einen Hinweis auf die Qualität des Genmaterials bieten.

Geoffrey Miller behauptet, dass wir uns bei allem Gerede von der Krone der Schöpfung so grundlegend nicht von anderen Wirbeltieren unterscheiden. So gibt es beim Menschen ebenfalls eine Werbephase, in der wir mehr oder minder geschickt am Marketing-Ruder drehen. Die Geldverschwendung beim Protzen mit unnötigen Dingen könnte ein Äquivalent zur Pfauenfeder sein. Der Vergleich drängt sich umso mehr auf, als ein Diamantring zur Verlobung rein objektiv betrachtet völlig idiotisch ist – aber herrlich romantisch. Der Mann gibt dafür einen Teil seines hart erarbeiteten Vermögens auf – obwohl die Frau noch nicht einmal wirklich etwas davon hat. So lässt sich ein Diamantring als moderner Fitness-Indikator sehen: Etwas völlig Unvernünftiges wird zu einem wundervollen Liebesbeweis.

Die Parallelen zur Tierwelt gehen noch weiter, denn für Miller sind geistige Fähigkeiten auf dieselbe Weise zu interpretieren: Literatur, Kunst, Musik, Sprache, Tanz, aber auch Moral oder Religion erfordern komplexe Gehirnfunktionen. Diese sind auf den ersten Blick zwar nicht überlebensnotwendig, ja sogar zeitaufwändig, energiezehrend und extrem störanfällig. Doch dass ein Künstler sich neben dem täglichen Kampf ums Überleben überdies schöpferisch ausdrücken kann, imponiert uns, obwohl für diesen Sex-Appeal eigentlich eine Vergeudung von Ressourcen in Kauf genommen werden muss – wie beim Pfau. »Lern ein Instrument spielen, und die Frauen liegen dir zu Füßen«, raten manche Väter ihren Söhnen – und sie haben Recht. Kreativität erhöht unsere Chancen auf dem Liebesmarkt deutlich.

Überhaupt ist Musik ein häufig unterschätzter Faktor, denn der Musikgeschmack unseres Gegenübers verrät ziemlich zuverlässig etwas über dessen Persönlichkeit, wie die Psychologen Jason Rentfrow und Samuel Gosling von der Universität in Cambridge belegt haben. Nachdem sie in einer früheren Untersuchung herausgefunden hatten, welche Gesprächsthemen beim Kennenlernen und dem ersten Date dominieren, wollten sie wissen, welche Informationen daraus zur Beurteilung des potenziellen Partners gewonnen werden – schließlich kann selbst der harmloseste Small Talk dem Selbstmarketing oder der Partnerwerbung dienen.

Am liebsten sprechen junge Menschen über Musik – noch vor Kleidung, Büchern, Filmen, Fernsehshows und Sport. In einer Laborsituation sollten Studenten, deren Persönlichkeitsprofile zuvor von Wissenschaftlern zusammengestellt worden waren, ihre Lieblingsstücke in einer Top-Ten-Liste aufschreiben. Die Forscher spielten diese Musikstücke anschließend den Testpersonen vor. Diese sollten nun von den Liedern auf die persönlichen Merkmale des Verfassers der Musikliste schließen, damit die Forscher vergleichen konnten.

Vor allem Eigenschaften wie Offenheit, Gewissenhaftigkeit und Extrovertiertheit wurden entsprechend den Persönlichkeitsprofilen genannt, was die Vermutung nahelegt, dass Menschen »ein intuitives Verständnis der Verbindung zwischen musikalischen Vorlieben und der Persönlichkeit« besitzen, so Rentfrow und Gosling. Konkret bedeutet das übrigens, dass Country-Fans als emotional stabil und Jazzer als intellektuell charakterisiert werden – was offenbar in der Regel den Tatsachen entspricht. Wer also frühzeitig möglichst viel von der Persönlichkeit seines Gegenübers erfahren will, sollte mit ihm über Musik reden.

Auf ähnlich beeindruckende Weise können wir uns unsere Sprache zunutze machen, genauer gesagt die Größe unseres Wortschatzes. Um im Alltag miteinander kommunizieren zu können, würden uns mehrere hundert Vokabeln reichen, dennoch steht uns, wenn es darauf ankommt, ein Repertoire von einigen zehntausend Wörtern zur Verfügung. Wer kennt das nicht: Bei einem Date klingen manche Menschen gestelzt, weil sie sich bemühen, ihre Sätze besonders gewählt zu formulieren. Wir wollen uns dem anderen in einem besonders guten und attraktiven Licht zeigen. Unbewusst wissen wir, dass wir mit einem großen Wortschatz besonders begehrenswert erscheinen – und spielen diesen Trumpf aus.

Das klingt alles plausibel. Dennoch sind solche Erkenntnisse nicht erwiesen. Den Forschungen von Geoffrey Miller widerspricht beispielsweise der renommierte amerikanische Evolutionspsychologe Steven Pinker von der Harvard Universität. Er behauptet, dass Kunst und Musik keinerlei biologische Zwecke erfüllen sollen und können. Sie seien vielmehr nur geschaffen, um die Vergnügungszentren in unseren Gehirnen zu stimulieren. Die Sprachfähigkeit hält er für genetisch festgelegt und sagt, dass jeder Mensch seine Muttersprache dank eines Sprachinstinkts gleich gut lernen könne. In zahlreichen Veröffentlichungen hat er aufgezeigt, wie ein Kind lernt, unwichtige Ausdrücke wie »Ähm« von einem Substantiv wie »Hund« zu unterscheiden oder mit Grammatik umzugehen. Dass Kinder etwa bis zum vierten Lebensjahr lernen, Sprache richtig anzuwenden, interpretiert er als Beleg dafür, dass hier etwas genetisch angestoßen wird, vor allem, weil Menschen mit genetisch bedingten Sprachdefiziten damit große Probleme haben.

Vielleicht wissen wir heute noch nicht genau, warum manche Menschen so unglaublich hinreißende Liebesbriefe schreiben können oder sich so ausdrücken, dass uns wahrlich das Herz aufgeht – aber wir wissen, dass uns schöne Worte berühren und uns ein gutes Gefühl geben, insbesondere wenn sie von einer angenehmen Stimme vorgetragen werden.

Wann Frauen die Stimme eines Mannes sexy finden, hat die britische Psychologin Sarah Evans von der Northumbria University in Newcastle erforscht. Demnach bevorzugen Frauen wenig überraschend tiefe Männerstimmen. Brummbären wie Barry White stehen ganz oben auf der Liste – ganz unten eher dünne Stimmchen wie die von David Beckham. Dass er dennoch so begehrt ist, liegt vermutlich an seinem Erfolg, seinem Image, seinem Status und nicht zuletzt an der Tatsache, dass Fußballer sowieso wenig sprechen.

Tiefe Stimmen empfinden Frauen als attraktiv, männlich, dominant, durchsetzungsfähig, souverän, zuverlässig und sexuell anziehend. Die Stimme signalisiert, ob der Mann gute hormonelle und genetische Qualitäten besitzt und sich außerdem unter Rivalen gut behaupten kann.

Übrigens reagieren Männer auf Geschlechtsgenossen mit Bass in der Stimme ebenfalls mit Bewunderung. Was die Evolutionsforscher in ihren Thesen bestätigt: Auch in der Tierwelt verwenden viele Männchen Rufe, um Weibchen anzulocken und die Konkurrenz einzuschüchtern.

Um herauszufinden, ob die Attraktivität der Stimme tatsächlich unmittelbar die der äußeren Erscheinung widerspiegeln kann, sollten die Teilnehmerinnen einer Studie Stimmen und Fotos unabhängig voneinander einschätzen. Das Ergebnis: Sie empfanden die Stimmen als anziehend, deren Besitzer sie ebenfalls als attraktiv bewerteten.

Das männliche Testosteron könnte hierfür die Erklärung liefern, denn die dunklere Stimme hängt mit der tieferen Lage des Kehlkopfes zusammen, welche wiederum von der Testosteronmenge beeinflusst wird. Das Hormon nimmt außerdem Einfluss auf manche Gesichtszüge, wie zum Beispiel einen kantigen Kiefer, den viele Frauen für sexy halten. (Es gibt also neben zahlreichen anderen Aspekten wie Sicherheit sogar einen wissenschaftlichen Grund, warum Sie vor dem ersten Date mit Ihrer Internet-Bekanntschaft mindestens einmal telefoniert haben sollten!)

Männer allerdings reagieren ganz anders auf Frauenstimmen, denn die Gehirne von Männern können Frauenstimmen möglicherweise gar nicht richtig wahrnehmen. Britische Wissenschaftler an der Universität in Sheffield haben die Hirnaktivität von Männern untersucht, während ihnen verschiedene Stimmen vom Band vorgespielt wurden. Das Ergebnis fällt für Frauen, die des Öfteren das Gefühl haben, ihr Partner höre ihnen nicht zu, entmutigend aus: Weibliche Stimmen kosteten die Freiwilligen erheblich mehr Mühe. Während Männerstimmen sofort als Sprache wahrgenommen und im Sprachzentrum verarbeitet werden, wird zur Identifikation von Frauenstimmen ein Teil des Gehirns aktiviert, der normalerweise für die Wahrnehmung von Musik verantwortlich ist. Die Forscher vermuten: Wenn Männer eine Frauenstimme hören, wird zunächst der Bereich des Hörverstehens aktiviert, der die verschiedenen Töne analysiert. Das kostet Zeit, und die typisch männliche Antwort »Hast du etwas gesagt, Schatz?« ist vielleicht doch ernst gemeint und keine Ausrede, den Müll noch ein wenig im Flur vor sich hinmüffeln zu lassen.

An dieser Stelle möchte ich auf ein kleines, aber nicht unbedeutendes Problem hinweisen, das Studien dieser Art aufwerfen: Obwohl Ihnen Ihr evolutionäres Erbe sagt, dass Barry White ein dominanter, souveräner Lover voller Einfühlungsvermögen ist, heißt das noch lange nicht, dass dies den Tatsachen entspricht. Unser Verstand mag mit der Stimme solche Charaktereigenschaften verbinden, doch auch hinter einer sonoren Tonlage kann sich leicht ein unzuverlässiger Fehlgriff verbergen. Was vor Generationen auf Bäumen und in Höhlen aussagefähig gewesen sein mag, muss nicht zwingend heute noch gültig sein. Das Gehirn lässt sich täuschen, und mit ihm unser Herz.

Natürlich ist *täuschen* ein fragwürdiges Verb für diesen Vorgang. Doch obwohl wir selbstverständlich nicht wissen können, wie der Off-Sprecher mit der angenehmen Stimme im Fernsehen aussieht, so entsteht in unserem Geist doch ein vages Bild, dessen Ursprung vielleicht vergleichbar ist mit dem Ursprung unseres Bildes vom Traumpartner. Die Theorien des Evolutionspsychologen Geoffrey Miller bestätigen dies, wenn er sagt, dass wir von unseren Vorfahren die Vorliebe für warmherzige, geistreiche, kreative, intelligente und großzügige Partner geerbt haben ebenso wie die Fähigkeit zu genau diesen Talenten. All das ist das Ergebnis eines seit Jahrmillionen andauernden gentechnischen Experiments. Die sexuelle Selektion ist die direkteste Form der sozialen Selektion, weil der Mensch in der Wahl seines Partners unmittelbar bestimmte Merkmale anderen vorzieht. Als Ergebnis zeugen wir Nachkommen, die diese gewünschten Attribute und Eigenschaften erben sollen.

So gestaltet sich die Partnerwahl nicht als rasche Einkaufstour im Supermarkt, sondern als kunstvoll entwickelte psychologische Kriegsführung gegen Mitbewerber und sogar den potenziellen Partner selbst. Was tun wir schließlich nicht alles, um einem Partner zu gefallen? Was lassen wir uns nicht alles einfallen? Körperliche Fitness, Stärke, Schnelligkeit, all das hätte gereicht, um die Menschheit prima überleben zu lassen. Aber das erklärt weder Small Talk noch Madonna noch Mozart und übrigens auch kein einziges Buch.

Nehmen wir also an, Humor, Kunst und Klatsch sind kein nutzloses Beiwerk des menschlichen Geistes, sondern wichtige Faktoren bei der sexuellen Selektion. Wie steht es dann um die Charaktereigenschaften?

Einfühlungsvermögen und Mitgefühl finden wir prinzipiell an einem Partner gut. Untreue, unehrliche und hinterhältige Menschen lehnen wir ab. In allen Kulturen wünschen sich Menschen einen Gefährten mit Eigenschaften wie Freundlichkeit, Ehrlichkeit, Fairness, Mitgefühl, Gutmütigkeit, Großzügigkeit und Wohltätigkeit. Evolutionspsychologischen Theorien nach sind auch solche Tugenden nichts anderes als Indikatoren für die eigene Fitness, die beweisen sollen, dass man es gar nicht nötig hat, andere zu hintergehen.

Jemand, der diese Tugenden nicht lebt, gilt in der Regel als rücksichtslos und ist damit ungeeignet als Sexualpartner. Da wir die Persönlichkeitsmerkmale nicht anhand von Äußerlichkeiten erkennen, brauchen wir Werkzeuge, um unser Urteil zuverlässig fällen zu können. Diese Werkzeuge sind all die Tricks, die wir während der ersten Dating-Phasen, der Wahl- und der Verführungsphase einsetzen. Wenn wir beispielsweise das erste Mal gemeinsam mit einem möglichen Partner einen Kinofilm ansehen, dann achten wir weniger auf die Handlung und die Effekte auf der Leinwand als darauf, was diese bei unserem Sitznachbarn bewirken. Lacht und weint er an den unserer Meinung nach richtigen Stellen, dann bewerten wir seine emotionale Intelligenz als ausgeprägt, er wirkt sofort attraktiver auf uns als jemand, der gar nicht lacht oder weint.

Wenn wir unseren Gesprächspartner nach seiner Vergangenheit fragen, um zu erfahren, wie er in unterschiedlichen Situationen reagiert hat, dann tun wir das einzig und allein deshalb, um einschätzen zu können, ob diese Reaktion unserer eigenen entspricht, oder ob wir sie zumindest verstehen können. Im Grunde dient jeder Small Talk der Identifizierung von Charaktereigenschaften und Wertvorstellungen des Gesprächspartners.

Dies mag grässlich unromantisch klingen, doch dank einiger chemischer Prozesse in unserem Körper empfinden wir in diesen ersten Annäherungsphasen zunächst einmal Freude, Spannung, Lust und vielleicht sogar die erhoffte Verliebtheit – während das uralte evolutionäre Programm im Hintergrund laufen kann. Und wenn es im Hintergrund funktioniert wie das Betriebssystem unseres Computers, drängt sich die Frage auf: Können wir nicht andere Programme darüberlaufen lassen? Gibt es irgendwo Updates?

Die Antwort verbirgt sich in dem, was uns von unseren Vorfahren unterscheidet: Wir können uns heute instinkthaftes, unbewusstes Verhalten, wenn auch nicht immer bis ins Detail, bewusst machen und verstehen. Wir können reflektieren und unserer Erkenntnis entsprechend vielleicht gegensteuern. Insofern sind wir also durchaus in der Lage, auf unsere Partnerwahl bewusst einzuwirken – häufig sind wir jedoch mit dieser Steuerung so intensiv beschäftigt, dass wir den Blick für die wesentlichen Voraussetzungen für eine stabile Beziehung aus den Augen verlieren: Wir erhöhen die Ansprüche an den Partner, dabei sollten wir die Ansprüche an eine Beziehung hochschrauben.

Frauen wählen, Männer werden erwählt

In ihrem Job kann Patricia völlig aufgehen: Arbeitszeiten bis in den späten Abend ist sie gewöhnt, und sie erledigt ihre Aufgaben ohne Murren. Schließlich verpasst sie zuhause ja nichts, wie sie selbst sagt. Manchmal, wenn sie abends ihre leere Wohnung betritt, fragt sie sich jedoch, ob sie die Partnersuche nicht intensivieren sollte. Dann aber fällt ihr rasch wieder ein, dass sie sich ja eine kleine Wohnung mit Dachterrasse kaufen möchte und sich dafür noch eine Menge Geld erarbeiten muss. Wie sehr sie sich im Grunde nach einer Beziehung sehnt, vergisst Patricia am besten, wenn sie sich in ihre Arbeit stürzt. Dass sie noch keinen Partner gefunden hat, würde sie damit begründen, dass sie ausschließlich nach Mr. Right sucht und sich mit Mr. Right-Now nicht zufriedengeben möchte. Allzu zuversichtlich, eine solche Lichtgestalt zu finden, ist Patricia nicht mehr, und ihre Immobilienpläne sind der beste Beweis dafür. Den Vorwurf von Freunden, sie würde ihre Arbeit als Flucht vor einem enttäuschenden Liebesleben nutzen, lässt sie nicht gelten. In ihren Augen verhindert gerade der zeitintensive Job jede Möglichkeit, neue Kontakte zu knüpfen. Und wegen des geplanten Wohnungskaufs wird sich das nicht ändern können, klagt sie. Dass sie sich selbst in diesem Gefängnis aus Arbeit und Einsamkeit eingeschlossen hat, sieht sie nicht.

Eine Art Update hat die Partnerwahl in der jüngsten Vergangenheit erfahren, sieht man sich ergänzend zu den evolutionspsychologischen Thesen die aktuellen und nicht minder spannenden ökonomischen Theorien an. Dass diese sich nicht widersprechen, beweist die Tatsache, dass viele dieser ökonomischen Theorien von Evolutionspsychologen selbst angestoßen wurden. Die stellten nämlich in ihren Untersuchungen fest: Im Vordergrund steht immer die weibliche Partnerwahlstrategie, sich einen verlässlichen Mann mit Status zu suchen, der beim Großziehen des Nachwuchses Unterstützung bieten kann. Solange Männer über bessere Ausbildungschancen verfügten als Frauen, fanden die ehemaligen Jäger und Sammler leicht eine Partnerin.

Heute haben viel mehr Frauen eine qualifizierte Ausbildung. Sie können überwiegend für sich selbst sorgen, ebenso für ihren Nachwuchs. Eigentlich würde der noch im 18. Jahrhundert als Skandal beschimpften Liebesheirat über Stände hinweg heute nichts im Weg stehen. Doch der Wunsch der Frauen, »nach oben« zu heiraten, ist gleich geblieben. Der Bamberger Soziologieprofessor Hans-Peter Blossfeld hat dies in 13 Ländern untersucht und kam zu dem Schluss: Immer noch ehelichen 92 Prozent der Frauen einen höher oder zumindest gleich gebildeten Mann. Dafür zeigen sich die Männer kompromissbereiter: Immerhin 20 Prozent heiraten »nach unten«. Die Konsequenz ist eine bittere Pille für die Frauen: Jede Heirat eines Mannes nach unten verkleinert den Partnermarkt für gebildete Frauen – und von denen gibt es immer mehr –, denn es stehen immer weniger kompatible Partner zur Verfügung. Hinzu kommt, dass Mann und Frau heute länger warten und mehr Zeit für die richtige Partnerwahl aufwenden als früher. Dies führt dazu, dass eine gebildete Frau über 40 rein rechnerisch miserable Chancen hat, den Beziehungspartner zu finden, den sie sich wünscht.

Genau betrachtet orientiert sich unsere eigene Partnerwahl an den gleichen Prinzipien wie zu Zeiten von Jane Austens »Stolz und Vorurteil«, als Eltern noch ihre Kinder vermählten. Die sozialen Regeln der Partnerwahl gelten immer noch: Akademiker verlieben sich in Akademikerinnen, obwohl weder Traditionen noch Zwänge es verlangen.

Einfach über den eigenen Schatten zu springen, nutzt übrigens wenig: Untersuchungen wie die des Soziologen Blossfeld bestätigen, dass Ehen von Frauen, die nach unten heiraten, überdurchschnittlich häufig scheitern. Ein Grund hierfür ist sicher die gesellschaftliche Intoleranz. Die Ärztin und der Krankenpfleger gelten nach wie vor als ungewöhnliches Paar, auf dessen Kosten schnell ein paar Witze gerissen werden.

Doch mangelnde gesellschaftliche Akzeptanz ist es nicht allein, hat die israelische Soziologin Eva Illouz herausgefunden: Auf die Frage, was für sie Romantik sei, nannten Paare aus der Mittelschicht Reisen mit Strandspaziergängen, Wochenendtrips in Metropolen mit guten Restaurants oder Wellness-Ausflüge und gegenseitige Geschenke. Dagegen wussten Paare aus niedrigeren Schichten häufig keine romantischen Erlebnisse aus ihrer jüngsten Beziehungsvergangenheit zu berichten. Illouz folgert daraus, dass wir vermehrt dazu neigen, Romantik zu konsumieren. Wir glauben also dem Bild vom perfektionierten Paarverhalten aus Hollywoodfilmen und Werbung, und wir fühlen uns glücklich und zufrieden, wenn wir genug Geld haben, diesem Ideal nachzueifern. Wer sich das nicht leisten kann, fällt nicht nur emotional durch: Eine deutliche Parallele besteht zum Bild vom Traumpartner, das uns von den gleichen Einflüssen als Ideal präsentiert wird.

Die Erbsenzähler der Liebe hat sich auch der britische Professor Andrew Oswald von der Universität Warwick genauer angesehen und über Jahre hinweg mehrere tausend Männer und Frauen im Hinblick auf Beziehungen, Sex, Geld und Status beobachtet. Paare, bei denen der Mann ein besonders hohes Einkommen zur Verfügung hatte, lebten lange und stabil zusammen. Wenn in einer Beziehung dagegen der Mann den Job verlor, war die Wahrscheinlichkeit, dass die Ehe geschieden wurde, sehr hoch. Auch bei nicht verheirateten Paaren sorgte hohes Einkommen für mehr Zufriedenheit. Aber es gilt scheinbar unverändert, was der Volksmund sagt: »Geld allein macht zwar nicht glücklich, aber es hilft.« (Ein Trost am Rande: Nach Oswalds Studie garantiert mehr Geld nicht zwangsläufig mehr Sex!)

Immer mehr Menschen gehen eine Heirat vor allem aus wirtschaftlichen Gründen ein, glaubt der Wirtschaftsjournalist und Autor Hanno Beck. Der promovierte Volkswirt hat die Partnerwahl aus ökonomischer Sicht betrachtet und kommt zu dem Ergebnis: »Heiraten ist ein Akt des Wahnsinns. Die Tinte unter dem Vertrag ist noch nicht richtig trocken, da hört das Personal auf, freundlich zu sein, die Preise klettern, und der Service geht den Bach runter!« Seine Erklärung dafür, dass Menschen dennoch den Bund der Ehe eingehen, liest sich wie eine mathematische Gleichung: »Wenn die Reservationsnutzen (Vorteile der eigenen Freiheit) unter dem Nettonutzen eines festen Partners liegen, natürlich unter Betrachtung von Fixkostendegression durch Einsparungen bei gemeinsamen Anschaffungen und Spezialisierungsvorteile wie praktische Fähigkeiten auf der einen, organisatorische Fähigkeiten auf der anderen Seite – dann lohnen die beziehungsspezifischen Investitionen.« Vielleicht.

Wissenschaftlich untersucht hat die Themen Partnerwahl und Heirat auch Andreas Timm, Soziologe an der Uni Bamberg. Er wollte wissen, ob Partnerwahl tatsächlich zufällig zwischen reich und arm oder arm und arm, schön und hässlich oder schön und schön stattfindet, wie das ja theoretisch durchaus möglich wäre. Er fand heraus: Der Partner wird heute nach seinem Nutzwert gewählt, eine Beziehung wird also auf einer bestimmten Ebene zum Handel. Es findet ein Austausch von materiellen, aber ebenso nicht materiellen Gütern statt, zu denen soziale Anerkennung, Aufmerksamkeit, Verständnis und Fürsorge gehören – Betriebswirtschaftslehre statt Romantik.

Offenbar hat eine Beziehung dann die besten Chancen, wenn sie sich für beide Partner als rentabel erweist, also beide denken und erleben, dass es ihnen allein schlechter gehen würde. Denn geht diese Gleichung nicht auf, investieren die Beteiligten weniger in ihre Beziehung und suchen stattdessen nach Tauschalternativen: Sie gehen fremd und halten nach einem neuen Partner Ausschau, dessen Nutzwert vielversprechender ist.

Selbstverständlich spielen Zuneigung und Liebe für die Partnerwahl eine Rolle – aber eben nur eingeschränkt: Solange das Umfeld passt, haben Emotionen ihre Berechtigung. Wenn das Umfeld nicht passt, dann nutzen Emotionen wenig.

Ähnlichkeiten, die uns anziehen

Angelika leidet an manchen Tagen so stark unter ihrem Singledasein, dass sie ihr ganzes Leben als sinnlos empfindet. Sie fühlt sich unvollkommen, manchmal sogar wertlos. Ihre negative Haltung strahlt auch auf ihre Umgebung aus. Ihre Bedürftigkeit schreckt viele Verehrer ab, und zurück bleiben meist nur solche Männer, die Angelika in ihrer verzweifelten Suche nach einem Seelenverwandten ähnlich sind. Zwei Menschen, für die die Erfüllung eine möglichst enge Beziehung wäre, scheinen auf den ersten Blick ein perfektes Paar abzugeben, denn beide suchen und geben sich so die Nähe, die sie benötigen. Die Ernüchterung folgt jedoch häufig sehr bald, denn letztlich soll der Partner die eigenen Defizite füllen und Verantwortung für den anderen übernehmen. Diese Rolle allerdings widerspricht den Bedürfnissen des sich ja selbst nach einem solchen Partner sehnenden Menschen. Die Folge ist meist, dass unter gewaltigem emotionalem Einsatz versucht wird, den Partner zu verändern. Da jedoch niemand dazu da ist, die Erwartungen anderer zu erfüllen, enden solche Beziehungen oft nach wenigen Monaten, wenn die Realität die anfängliche Euphorie eingeholt hat.

Akademiker heiraten am liebsten unter sich, Arbeiter ebenso. Doch liegt dies nicht allein an den zu erwartenden ökonomischen Vorteilen. »Gleich und gleich gesellt sich gern«, sagt der Volksmund. Wir verlieben uns in Menschen, die uns ähnlich sind.

Ähnlichkeit dabei auf Äußeres zu beziehen ist nur bedingt

richtig. Wer blond ist, verliebt sich nicht zwingend in einen ebenfalls blonden Menschen, häufig »stehen« Blonde sogar eher auf Dunkelhaarige, aber wer sich selbst als gutaussehend einschätzt, wählt einen ebensolchen Partner. Physische Ähnlichkeiten fallen beispielsweise beim Sonntagsspaziergang schnell ins Auge: Eher große Menschen suchen sich (überwiegend) ähnlich große Partner, schlanke Menschen wählen annähernd Schlanke.

Bei Ähnlichkeiten geht es vor allem um geteilte Wertvorstellungen, ähnliche Herkunft, Interessen, Intelligenz und Persönlichkeitseigenschaften. Gerade ähnliche Wertvorstellungen und Lebensziele sind für eine langfristige, stabile Beziehung unerlässlich. Der amerikanische Verhaltenspsychologe Steven Reiss hat nach jahrelangen Untersuchungen mit weltweit über 10 000 Versuchspersonen 16 Lebensmotive herausgearbeitet, die letztlich mehr oder weniger die Frage »Wer bin ich?« beantworten. Diese Motive beschäftigen uns alle, manche Menschen jedoch in einer hohen, manche in einer weniger hohen Ausprägung. In der Gegenüberstellung von Menschen, denen diese Motive besonders wichtig oder unwichtig sind, bzw. bei denen diese Motive besonders hoch oder niedrig ausgeprägt sind, ergeben sich automatisch Konfliktpotenziale.

Die sechs wichtigsten Motive sind:

1. **Unabhängigkeit:** Ein hoher Stellenwert von Unabhängigkeit beinhaltet ein Bedürfnis nach Freiheit, nach einem Sein ohne emotionale Abhängigkeiten und Selbstgenüg-

samkeit. Ist dieser Wert niedrig, so geht damit eher eine Teamorientierung und die Bereitschaft zu emotionalen Abhängigkeiten einher.

2. **Anerkennung:** Wer Anerkennung einen hohen Stellenwert beimisst, der sehnt sich nach sozialer Akzeptanz, will bestimmten Gruppen zugehörig sein, erhält seinen positiven Selbstwert überwiegend durch andere, ist konfliktscheu und vermeidet wo möglich, kritisiert zu werden, wohingegen Menschen, denen Anerkennung nicht so wichtig ist, kein Problem mit Kritik haben und ein ausgeprägtes Selbstbewusstsein zeigen.
3. **Ordnung:** Menschen, denen Ordnung wichtig ist, fühlen sich in stabilen Strukturen zuhause, bevorzugen Klarheit, straffe Organisation und klar definierte Prozesse.
   Ihnen gegenüber stehen Menschen mit wenig Sinn für Ordnung: Sie brauchen Flexibilität, fühlen sich wohl im Chaos und legen eine große Offenheit für strukturelle Abweichungen jeglicher Art an den Tag.
4. **Beziehungen:** Menschen, denen Beziehungen im Leben wichtig sind, erfreuen sich an Freundschaften und Geselligkeit, schätzen Humor und Komödien und sind eher extrovertiert. Menschen, die Beziehungen eher scheuen, leben meist zurückgezogen, zeichnen sich durch Ernsthaftigkeit aus und gelten als introvertiert.
5. **Eros:** Menschen, denen der Eros wichtig ist, wünschen sich ein Leben voller Erotik und Leidenschaft, sehnen sich nach erfüllter Sexualität und suchen die Schönheit in Design und Kunst. Menschen ohne Sinn für Erotik leben

in Askese und brauchen keine Sinnlichkeit in ihrem Leben.

6. **Emotionale Ruhe:** Dieses Lebensmotiv impliziert ein ausgeprägtes Bedürfnis nach Entspannung und emotionaler Sicherheit, einhergehend mit einer Neigung zu Angst- und Stressvermeidung. Menschen mit geringem Bedürfnis nach emotionaler Ruhe zeichnet eine hohe Stressrobustheit aus sowie die Bereitschaft, Risiken einzugehen und dabei »cool« zu bleiben.

Diese Lebensmotive sind tief in uns verankert und bleiben für gewöhnlich das gesamte Leben lang stabil. Sie sind sozial beeinflusst und werden bereits in der Kindheit geprägt. Man nimmt an, dass nur extreme Erfahrungen wie Verlust, aber auch Bewusstseinsveränderungen, beispielsweise herbeigeführt durch die Einnahme von Drogen, zu einer Verschiebung führen können. (Demnach wären übrigens alle Versuche, die Wertvorstellungen seines Partners im Laufe einer Beziehung zu ändern, zum Scheitern verurteilt.)

Ähnlichkeiten können aber auch in Bezug auf unsere Herkunft eine Rolle spielen: Menschen, deren Familiengefüge dem unsrigen vergleichbar ist, sind uns auf Anhieb sympathisch. Wenn dann noch Parallelen in der Erziehung, eine gleiche Geschwisterrolle oder ähnliche Erlebniswelten hinzukommen, ist die Großwetterlage für Schmetterlinge in der Magengegend geradezu ideal. Ein vergleichbarer ethnischer Hintergrund zählt ebenso zu den Ähnlichkeiten, die uns anziehen.

Genauso wünschen wir uns aber einen vergleichbar intelligenten Partner. Wir wollen uns nämlich auf Dauer von unserem Partner weder permanent über- noch unterfordert fühlen und wählen nach Möglichkeit jemanden, der uns in seiner Intelligenz in nichts nachsteht. Dies beschränkt sich nicht allein auf den IQ. Die meisten glücklichen Ehepaare gleichen sich in ihren sprachlichen Fähigkeiten, ihrer Vorstellungskraft und Fantasie sowie in ihrem Erinnerungsvermögen.

Bei den Charaktereigenschaften muss jedoch differenziert werden. Der Berliner Diplompsychologe Volker Drewes[10] meint, dass zwar insgesamt bei der Partnerwahl das Ähnlichkeitsprinzip überwiegt, dass aber auf der Persönlichkeitsebene ebenso das Ergänzungsprinzip zum Tragen kommt. »Die Ähnlichkeit ist die Suppe und die Ergänzung das Salz in der Suppe«, sagt Drewes und spricht von einem »gesunden Abstand« in den sich ergänzenden Eigenschaften, damit eine Beziehung funktionieren kann. Unbestreitbar ist, dass zu große Gegensätze zu Spannungen führen. Ein sehr introvertierter Mensch wird sich mit einem sehr extrovertierten Partner im täglichen Umgang schwertun, weil dessen Verhalten in einer Beziehung beinahe zwangsläufig zu einer Einschränkung der eigenen Verhaltensweisen führen muss. Sind diese gegensätzlichen Eigenschaften jedoch nur mäßig ausgeprägt, besteht die Chance, dass sich die Partner nicht gegenseitig

---

10 ElitePartner.de »Wissenschaftlicher Personalitytest« Volker Drewes 2004.

beschränken, sondern sich im Gegenteil ergänzen und somit bereichern.

In Deutschland werden etwa 90 Prozent aller Ehen zwischen Personen geschlossen, die in einem Umkreis von rund 30 Kilometern geboren wurden. Liebesgeschichten über große Distanzen hinweg gehören eher zur Seltenheit, und immer noch sind Arbeitsplatz und Freundeskreis bevorzugte Kuppler. Das liegt sicherlich teilweise daran, dass wir Arbeitskollegen und Freunde von Freunden ohne weitere Überlegungen als Mitglieder unseres sozialen Umfeldes ansehen. Wir sind uns ziemlich sicher, dass uns diese Menschen in ihren Überzeugungen, Meinungen und Interessen näherstehen als Fremde. In den meisten Fällen wird dies der Wahrheit entsprechen, doch vermutlich steckt noch mehr dahinter, nämlich dass wir Menschen, die wir häufiger treffen, sympathischer finden als andere. Der amerikanische Psychologe Robert Zajonc hat in Studien herausgefunden, dass wir tatsächlich die sprichwörtlichen Gewohnheitstiere sind. Wenn wir immer wieder mit denselben Reizen konfrontiert werden, gefallen uns diese immer besser. Das gilt für die Arbeitskollegen zunächst genauso wie für die neue Musik-CD, die wir mit jedem neuen Abspielen besser finden. Und das gilt ebenso für äußerliche Dinge, wie zum Beispiel Schönheitsideale, die uns Werbebotschaften näherbringen wollen.

Allerdings sollte nun niemand denken, dass wir uns einfach oft genug mit einem Menschen treffen müssen, um uns in ihn zu verlieben: Eine Grundsympathie muss bereits vorhanden sein, damit dieser Effekt eintritt. Umgekehrt gehen uns nämlich unangenehme Dinge und Personen umso mehr auf die Nerven, je häufiger wir mit ihnen konfrontiert werden.

In diesem Zusammenhang möchte ich nochmals betonen, dass wir letztlich nie wissen können, ob unser Gegenüber uns tatsächlich so ähnlich ist, wie wir denken oder aufgrund äußerer Umstände voraussetzen. Wir nehmen an, dass er uns ähnlich ist – aber wir wissen es nicht. Wer hat nicht schon einmal bei einem Date festgestellt, dass man die gleichen Filme, die gleichen Bücher oder die gleiche Musik mag – und sofort eine gewisse Seelenverwandtschaft oder zumindest weitreichende Parallelen unterstellt. Völlig unvermittelt wirft uns dann eine negative Beurteilung, beispielsweise eines Songs, den wir schon immer toll fanden, aus der Bahn. Wir reagieren mit Verwirrung: Wie kann es sein, dass bei so vielen Parallelen plötzlich ein derartiger Unterschied zutage tritt, fragen wir uns irritiert. Die Wahrheit ist: Der Wunsch nach Ähnlichkeit hat uns vergessen lassen, dass es zwischen Menschen immer Differenzen geben muss. Natürlich wissen wir, dass jeder Mensch anders ist. Aber denken wir deshalb daran, dass nach dieser wahren Erkenntnis jeder Mensch anders *als wir* sein muss?

Wir kennen das Phänomen, dass wir zu Beginn einer Beziehung viel mehr Ähnlichkeiten in unserem Partner wahrnehmen, als tatsächlich existieren. Diese Erkenntnis folgt meist später – und ist für viele Menschen Anlass der Enttäuschung. »Ich erkenne dich gar nicht mehr wieder!«, sagen wir dann vorwurfsvoll. Dabei lag der Fehler, wenn man überhaupt von einem solchen sprechen kann, bei uns und der berühmten rosaroten Brille: Mit unseren Wünschen und unserer eigenen Erfahrungs- und Gedankenwelt hat unser Gehirn die Informationslücken gefüllt, die uns zu einem Gesamteindruck gefehlt haben. Dass dieser Eindruck vielleicht zu liebevoll geraten war und viel mehr unserem Wunschdenken als der Wahrheit entsprach, wird uns erst später bewusst.

Ich kann dich gut riechen …

Auf dem alljährlichen Sommerfest ihrer Firma kommen sich Martina und Thomas zum ersten Mal näher. Während sie am Grill ansteht, organisiert er bereits Salat und Beilagen und lädt sie ein, sich zu ihm zu setzen. Sie nimmt an, und nach einem kurzen Austausch von Grillrezepten beschließen die beiden spontan, sich beim internen Beachvolleyball-Turnier anzumelden. Die beiden spielen sich bis ins Viertelfinale, wo sie sich geschlagen geben müssen. Als sie später nebeneinander auf der Tribüne sitzen und den siegreichen Kollegen zusehen, bemerkt Martina an Thomas einen leichten Schweißgeruch. In der Regel verbindet sie mit Schweiß Bilder von miefigen Umkleidekabinen und jenem grässlichen Kollegen, dessen Deo bereits morgens im Fahrstuhl versagt und dessen Büro sie nur in Ausnahmesituationen freiwillig betritt. Aber bei Thomas empfindet sie diesen herb-süßlichen Geruch unerwartet als angenehm. Sie rückt sogar näher, um diesen Duft noch intensiver zu erleben. Seinen modischen Drei-Tage-Bart, den sie bisher als Zeichen von Ungepflegtheit abgetan hatte, findet sie nun beim zweiten Hinsehen sogar recht sexy. Als Thomas sie später am Abend fragt, ob er sie nach Hause bringen dürfe, stimmt sie ohne Zögern zu.

Die Frage drängt sich auf: Können wir uns auf unsere Sinne überhaupt verlassen? Oder stützen wir uns vielleicht auf die falschen? Wir sprechen von Attraktivität und verlassen uns auf unseren Sehsinn. Dabei vernachlässigen wir häufig die anderen Sinne. Unser Geruchssinn beispielsweise kann erheblich mehr, als uns zu sagen, wann im Kühlschrank aus einer vergessenen Tomate ein grünpelziger Schimmelklumpen geworden ist: Zahlreiche Wissenschaftler sind der Meinung, dass wir unseren Partner vor allem erriechen und wir uns bei der Partnerwahl weniger auf unseren Sehsinn verlassen sollten.

Liebe und Leidenschaft gehen tatsächlich durch die Nase. In dem Kino-Hit »Das Parfum« nach dem Bestseller von Patrick Süskind haben das Millionen Zuschauer miterleben können. Süskind war nicht der erste Schriftsteller, der sich mit unserem Geruchssinn beschäftigte. Der französische Romancier Joris Karl Huysmans schrieb, dass der weibliche Achselschweiß »das Tier im Manne entfesselt«. Und das funktioniert für beide Geschlechter: Die Anthropologin Helen Fisher berichtet von Gegenden Griechenlands und des Balkans, wo Männer bei Festen unter der Achsel ein Taschentuch tragen, das sie dann bei der Aufforderung zum Tanz der Dame ihrer Wahl überreichen.

Einen besonderen Schnüffeltest führten Steven Gangestad und Randy Thornhill von der Universität New Mexiko durch. Die Testfrauen rochen an T-Shirts von 40 ihnen unbekannten und nicht gezeigten Männern, die diese zwei Nächte lang auf nackter Haut getragen hatten. Die Geruchsnote »anziehend« erhielten interessanterweise die T-Shirts von symmetrisch gebauten Männern. Symmetrie wird in der Regel als attraktiv wahrgenommen, weil es für gesunde und robuste Erbanlagen steht, die an den Nachwuchs weitergegeben werden sollen.

Frauen können offenbar erschnüffeln, ob der potenzielle Partner einen geeigneten Genpool mitbringt. Dabei ist der Geruchssinn besonders sensibel, wenn die Empfängnisbereitschaft gerade sehr hoch ist. In der Zeit vor einem Eisprung reagierten die Frauen überaus empfindlich auf die männlichen Aussonderungen. Die Vermutung liegt nahe, dass der Körper weiß, zu welchem Zeitpunkt keine Kompromisse eingegangen werden sollten.

Das Organ, das uns diese Informationen liefert, ist noch nicht so lange bekannt: Es handelt sich um das sogenannte vomeronasale Organ, das auf sexuelle Lockstoffe reagiert. Bis vor einigen Jahren dachte man, dass nur Tiere auf Pheromone reagieren. Mittlerweile forschen zahlreiche Wissenschaftler auf diesem Gebiet, wie der Evolutionsbiologe Claus Wedekind vom zoologischen Institut der Universität Bern. Er führte ein ähnliches Experiment durch, entdeckte dabei aber etwas ganz Außergewöhnliches: Die weiblichen Duftbewerterinnen sollten angeben, wie intensiv, angenehm oder sexy ihnen der Duft der getragenen T-Shirts erschien. Doch waren sie sich nicht einig. Nur jene Frauen, die keine Antibabypille einnahmen, fanden tatsächlich mehrheitlich die Duftnoten der Männer attraktiver, die sich genetisch stark von ihnen unterschieden. Frauen, die mit der Hormonpille verhüteten, bevorzugten dagegen mehrheitlich die Gerüche von ihnen genetisch ähnlichen Männern.

Je unterschiedlicher die Immunsysteme von Vater und Mutter, umso besser sind die Kinder gegen mögliche Krankheiten gewappnet. Angreifer, die nicht aus den Erbanlagen eines Elternteils besiegt werden können, fallen so vielleicht dem genetisch bedingten Verteidigungsapparat des anderen Elternteils zum Opfer. Eine mögliche Erklärung dafür, dass Frauen, die mit der Pille verhüten, einen genetisch ähnlichen Partner wählen, ist vielleicht folgende: Die Pille täuscht eine Schwangerschaft vor, und in dieser Zeit sucht eine Frau weniger einen Sexualpartner als einen Beschützer – quasi ein Familienmitglied mit ähnlichem genetischen Material. Diese Erkenntnis Wedekinds könnte belegen, dass ein Verhütungsmittel die eigentliche Partnerwahl in höchstem Maße manipuliert. Die biologisch klügste Wahl, nämlich ein Partner, dessen Immunprofil das der Frau ergänzt, würde damit sabotiert, und es könnte passieren, dass die Chemie zwischen den Partnern gar nicht mehr stimmt. Wenn die richtige Duftnote tatsächlich ein wichtiger Faktor bei der Partnerwahl ist, dann lässt der Geruchssinn sich offenbar täuschen und sogar manipulieren.

Wie wichtig der richtige Geruch ist, erklärt der Verhaltensforscher Karl Grammer: Jeder Mensch besitzt eine individuelle Duftnote, die neben anderen Düften durchaus zu identifizieren ist. Dieser typische Duft übermittelt eine Botschaft, die, wenn sie uns gefällt, sagt: Ich passe zu dir! Umgekehrt gilt das selbstverständlich ebenso. Wenn wir jemanden nicht riechen können, wollen wir möglichst wenig mit ihm zu tun haben. Als Partner fällt eine solche Person sofort aus dem Beuteraster.

Wie weitreichend wir in unserer Partnerwahl von Düften gesteuert werden (und weshalb ich dieses zugegeben sehr wissenschaftliche Experiment in aller Kürze zitieren möchte), hat die schwedische Wissenschaftlerin Ivanka Savic getestet. Sie konnte in neuen Verfahren nachweisen, dass homo- und heterosexuelle Männer auf zwei Körpergerüche unterschiedlich reagieren, von denen angenommen wird, dass sie etwas mit sexueller Erregung und Anziehung zu tun haben könnten. Es handelt sich dabei um das im männlichen Schweiß enthaltene Testosteron-Derivat AND und das dem Östrogen ähnliche Steroid EST, das sich im Urin von schwangeren Frauen befindet. Savic und ihr Team vermuten, dass die beiden chemischen Substanzen wie Pheromone wirken.

Der Hypothalamus – er steuert unser vegetatives Nervensystem und reguliert Temperatur, Blutdruck, Nahrungs- und Wasseraufnahme, Schlaf sowie unser Sexual- und Fortpflanzungsverhalten – reagiert bei Männern nicht, wenn sie nur AND riechen, und bei Frauen nicht, wenn sie nur EST riechen; er aktiviert dann lediglich die Gehirnareale, die allgemein mit der Verarbeitung von Gerüchen zu tun haben.

Spannend wird es jedoch, wenn homosexuelle Männer AND riechen: Dann reagiert der Hypothalamus nämlich mit Feierlaune, während er in gepflegter Langeweile verharrt, wenn der Mann EST riecht. Dadurch glauben die Forscher belegen zu können, dass sich die sexuelle Orientierung in der Erzeugung unterschiedlicher Körpergerüche sowie in der Wahrnehmung dieser Gerüche und ebenso der Reaktion auf diese widerspiegelt. Oder einfacher ausgedrückt: Unser Geruchssinn ist viel sensibler als bisher angenommen, und vielleicht sollten wir uns bei der Partnerwahl häufiger nach dem Volksmund richten: »Immer der Nase nach!«

Der erste Eindruck zählt

Eher widerwillig hat Sabine einem Treffen mit einem Mann zugestimmt, den sie nur aus einem Business-Netzwerk im Internet kennt. Die ersten Mailwechsel mit Hubertus handelten entsprechend von geschäftlichen Kooperationsmöglichkeiten, bis der Tonfall schließlich zunehmend privat wurde. Der Vorschlag, sich doch einmal persönlich zu treffen, kam von Hubertus. Gegen einen gemeinsamen Kaffee sei nichts einzuwenden, antwortete Sabine, obwohl sie ahnte, dass sie diesen Entschluss bereuen würde. Erste Treffen sind für Sabine ein Albtraum. Da sie sich selbst als unscheinbare graue Maus sieht,

fühlt sie sich außerstande, ihr Gegenüber in den wichtigen ersten Augenblicken zu verzaubern. Sie befürchtet, ihm nicht zu gefallen und – wenn sie überhaupt einen zusammenhängenden Satz formulieren kann – nur Banalitäten von sich zu geben, die ihn langweilen. In Gedanken geht sie bereits am Morgen des Treffens durch, worüber sie sprechen möchte – und natürlich, was sie zu diesem Date anziehen soll. Die Firma verlässt sie ein wenig früher, damit sie sich etwas Neues kaufen kann. Als sie schließlich nervös und in einem für sie ungewohnt farbenfrohen Kostüm zum Treffen erscheint, geschieht etwas, das sie in ihren Ängsten bestätigt: Hubertus sieht sie und gibt ihr förmlich die Hand, kein Kuss auf die Wange, keine herzliche Umarmung. Der Rest des Treffens schleppt sich quälend und mit uninspirierten Gesprächen dahin. Am liebsten würde Sabine im Erdboden versinken, so unwohl fühlt sie sich. Sie fühlt sich bestätigt, dass sie einfach keinen guten ersten Eindruck hinterlassen kann.

Der Sehsinn ist der Sinn, auf den sich die meisten Menschen bei der Partnerwahl verlassen. In Bruchteilen von Sekunden ermöglicht uns dieser Sinn, ein erstes Urteil auf der Grundlage des Aussehens zu treffen. Wohin wir zuerst sehen, hat übrigens Manfred Hassebrauck erforscht. Männer sehen ihm zufolge nicht erst auf die Brüste einer Frau, sondern zunächst auf die Augen, dann auf den Mund. Genauso machen es übrigens Frauen, wenn sie Männer betrachten.

Ihr Gegenüber gefällt den meisten Menschen dann, wenn das Gesicht symmetrisch und eher durchschnittlich ist. Forscher nennen hier gerne das Kindchenschema. Dessen Merkmale sind ein großer Kopf, eine dominante, gewölbte Stirn, große, runde Augen, eine kleine, kurze Nase, runde Wangen, ein kleines Kinn und ein eher weiter Augenabstand. Diese Merkmale des Kindchenschemas wecken den Beschützerinstinkt, strahlen Jugendlichkeit und Gesundheit aus. Der Einfluss auf die Attraktivität ist bei Frauen allerdings größer als bei Männern. Darüber hinaus gibt es Reifemerkmale, die uns attraktiv erscheinen lassen: Hohe Wangenknochen und konkave, also nach innen gewölbte Backen (im Gegensatz zu den runden, konvex gewölbten Backen des Kindchenschemas) strahlen Geschlechtsreife aus. Hinzu kommen ein markantes Kinn und ein schmales Gesicht. Expressive Merkmale bezeichnen die Ausdruckskraft, die mit Bewegung einhergeht, beispielsweise sich im Gespräch öffnende Pupillen. Sie wirken schmeichelnd und somit attraktiv auf den Betrachter. Ebenso deuten wir hohe Augenbrauen (beim Augengruß werden die Augenbrauen nach Herstellung des Blickkontakts kurz nach oben gezogen) als freundlich und somit attraktiv. Und natürlich ein breites Lächeln.

Je mehr Merkmale der Reife, der Ausdrucksfähigkeit sowie des Kindchenschemas ein Gesicht aufweist, desto attraktiver wirkt es – was für Frauen und Männer gleichermaßen gilt.

Unterstützt wird der positive Eindruck von den sekundären Geschlechtsmerkmalen. Bei Männern sind dies die Körperbehaarung (Bartwuchs, Scham-, Achsel- und Brustbehaarung), die Stimmlage und der männliche Muskelaufbau sowie die entsprechende Körperfettverteilung (schmale Hüften, breite Schultern etc.). Bei Frauen sind das entsprechend die Brüste, die Scham- und Achselbehaarung und die weibliche Körperfettverteilung (breite Hüften, schmale Taille etc.). Um deutliche sekundäre Geschlechtsmerkmale ausbilden zu können, schüttet der Körper hohe Dosierungen an Geschlechtshormonen aus. Diese beeinträchtigen allerdings das Immunsystem, weshalb sich nur gesunde Individuen eine starke Ausbildung dieser Fitness-Merkmale leisten können. Sekundäre Geschlechtsmerkmale spiegeln somit die Qualität des Immunsystems wider, und schon gelten wir als attraktiver Paarungspartner.

Warum aber gefällt uns manchmal, zum Beispiel beim Online-Dating, eine Person auf einem Foto sehr gut und in natura dann nicht mehr? Sicher hat dies mit Projektionen zu tun, mit denen wir das Bild anreichern, doch vielleicht steckt noch mehr dahinter. Karl Grammer vom Ludwig-Boltzmann-Institut in Wien sagt, dass Symmetrie generell als Schönheitsfaktor gilt und dass die Bewegung unser Empfinden für Schönheit dominiert. Um das zu belegen, hat er Teile seiner Forschungsergebnisse in eine eigene Software namens Flirt-Fever integriert, in der Avatare, also künstliche Stellvertreter von Menschen, unsere Reaktionen nachspielen – und so auf dem Bildschirm verblüffend echte Emotionen darstellen. Basierend auf der These, dass es im Gehirn entsprechende Areale gibt, die die Signale von Bewegungen aufgreifen, konnten die Forscher die Bewegungen von Menschen nachvollziehen und die damit verbundenen Affekte und Gefühle erkennen. Diese Bewegungen wurden von allen Teilnehmern der Studie als mehr oder weniger attraktiv gedeutet. Wir verlassen uns also keineswegs nur auf den ersten statischen Eindruck.

Und schließlich gibt es körperliche Informationen, die möglicherweise indirekt Einfluss auf unsere Entscheidung haben, wen wir attraktiv finden und wen nicht. Beispielsweise die Sache mit der Länge der Finger: Angeblich sind Personen mit einem langen Ringfinger und einem kürzeren Zeigefinger untreuer als andere. Das stimmt vermutlich sogar, denn die Fingerlänge gibt Auskunft über Hormone. Ein hoher Testosteronspiegel im Mutterleib führt dazu, dass der Ringfinger des Kindes länger wird als der Zeigefinger. Bei Frauen ist das in der Regel umgekehrt. Und Männer mit einem hohen Testosteronanteil sind statistisch gesehen tatsächlich nicht so treu wie andere.

Wenn wir also binnen weniger Sekunden unser Gegenüber nach seinem Beziehungspotenzial scannen können, dann stimmt das ja vielleicht doch mit der Liebe auf den ersten Blick, möchte man meinen.

Auf alle Fälle wissen wir, dass als attraktiv bewertete Menschen die besseren Karten haben. In der Schule erhalten sie die besseren Zensuren, im Job das höhere Gehalt, und wenn etwas schiefläuft, kommen sie mit einem Lächeln davon. Schönere Verbrecher erhalten sogar geringere Strafen als die hässlichen. Keine Frage, in unserem Körper wird ein freudiges Feuerwerk abgeschossen, sehen wir jemanden, der unseren Maßstäben nach attraktiv ist. Es kommt beim ersten Eindruck nicht wirklich auf die inneren Werte an – zumindest nicht auf die tatsächlichen inneren Werte. Aufgrund der Äußerlichkeiten bilden wir uns nämlich sehr wohl ein Urteil über den Menschen. Unser Gehirn produziert permanent einen Stereotypen: Was schön ist, ist auch gut.

Wie das Bild vom Traumprinzen entsteht

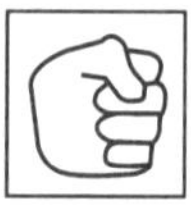

Der erste Traumprinz im Leben von Martina war ihr Onkel. Bei ihm und seiner Frau verbrachte sie häufig ihre Wochenenden und später die ersten Ferien. Er zeigte ihr, wie man ein Dreirad fährt, und nahm sie auf seinem Motorrad mit. Als sie vier Jahre alt war, erklärte sie auf einer Familienfeier, dass sie ihn eines Tages heiraten werde. Das Gelächter war groß, aber trotzig behauptete sie noch zwei weitere Jahre, dass ihr Onkel und sie ein Paar werden würden. Weder dachte sie dabei an ihre Tante, die vermutlich ihren Mann ungern aufgeben wollte, noch den Onkel, der an ihr nur familiär interessiert sein konnte. Die Schwärmerei ließ schließlich mit zunehmendem Kontakt zu Gleichaltrigen in der Vorschule ab, doch eines blieb: Männer, die Martina heute attraktiv findet, tragen fast alle Züge, die ihrem Onkel ähnlich sind. Männer mit einem Ansatz von Geheimratsecken gefallen Martina sofort, ebenso diejenigen mit leichten grauen Schläfen. Das gilt auch für andere Eigenheiten, wie sein tiefes, kehliges Lachen, seine überdurchschnittlich große und sportliche Statur und sein fürsorgliches Wesen. Würde Martina ihren Traumprinzen malen müssen, er würde ihrem Onkel in den Tagen ihrer Kindheit sehr ähneln.

Tröstlich, dass unser Urteil, was oder wer ist schön, trotz allem reichlich unterschiedlich ist. Wir wissen zwar, dass die meisten Menschen eher große, weit auseinanderstehende Augen als attraktiv bewerten, aber da bleibt durchaus eine Menge individueller Spielraum. Der Sexualwissenschaftler John Money hält Sympathie und eine tiefe Vertrautheit für die entscheidenden Faktoren, warum wir uns in einen Menschen verlieben und in einen anderen nicht. Sympathie und Attraktivität gehen Hand in Hand. Um jemanden zu mögen, den wir wirklich hässlich finden, braucht es in der Regel die Überwindung innerer Barrieren, Geduld und Reflektionsvermögen. Die meisten Menschen müssen hierzu ihre über ein Leben lang erstellte Liebeslandkarte um neue Regionen und Wege dorthin erweitern. Diese Liebeslandkarte ist nach Money verantwortlich für jenes oft sofort eintretende Gefühl der tiefen Vertrautheit, wenn wir jemanden treffen, in den wir uns verlieben. Ab der frühesten Kindheit formen wir diese Landkarte. In ihr sind all unsere Erfahrungen eingetragen, vor allem natürlich die Erfahrungen mit der Mutter: Wann sie lachte, wann sie weinte und warum; wie wir uns mit unseren Geschwistern vertragen haben oder welche Erlebnisse wir mit anderen Kindern teilten; wie der Vater auf erste Emotionen reagierte und ob er für uns da war, wenn wir ihn brauchten. Diese Erfahrungen speichern wir ab und geben unserem Gehirn somit eine Art Schablone, an der wir Personen messen, die wir kennenlernen. Je älter wir werden, umso präziser wird diese Schablone oder dieses Muster. Je mehr Menschen wir in unserem Leben lieben lernen, desto schneller und unbarmherziger kann unser Urteil gegenüber neuen Menschen geraten. Schließlich zeigt unsere Liebeslandkarte oder unsere Schablone bereits sehr genau Gesichtszüge, Körperform und Persönlichkeit unseres Idealpartners. Da all unsere Erfahrungen unterschiedlich verlaufen, variieren natürlich genauso unsere Liebeslandkarten. Damit ließe sich erklären, weshalb sich die einen durch eine große Brust, die anderen durch einen hohen Wuchs angezogen fühlen. Sowohl positive wie negative Erlebnisse aus Kindheit und Jugend beeinflussen dieses Muster, das ein Leben lang unbewusst an allen Menschen angelegt wird, die uns begegnen, nur um zu prüfen, ob sie als Lebenspartner in Frage kommen könnten. Je größer die Übereinstimmung von Raster und Realität, umso größer die Wahrscheinlichkeit, dass wir uns verlieben, so Money.

Doch ist die Person, die unsere Liebeslandkarte hier als Mr. oder Mrs. Right vorschlägt, tatsächlich die Person, die am besten zu uns passen würde? Kennen wir nicht alle den Seufzer: »Ich gerate immer an die Falschen!«?

Eine knappe Antwort auf diese Frage gibt Karl Grammer: Er sagt, wir geraten immer an die Richtigen. Das Problem sei nur, dass wir das nicht sehen.

Bei der Partnerwahl siebt unser Gehirn aus und gleicht die Muster ab, die darüber entscheiden, welchen Partner wir akzeptieren.

Auf der Suche nach dem Partner, der unserem Muster und unseren Erwartungen entspricht, werden wir konfrontiert mit Menschen, die sich nach bestem Wissen und Gewissen selbst darstellen. Allerdings unterscheidet sich das Selbstbild vom Fremdbild – was uns permanent und kräftig die Partnerwahl-Parade verregnet. Das Gefühl, der potenzielle Partner sei die falsche Wahl, kommt zustande, wenn dieser nicht den eigenen Erwartungen entspricht. Der Grund hierfür ist jedoch weniger der vermeintlich unpassende Partner, sondern eine falsche Einschätzung des eigenen Werts auf dem Partnermarkt.

Diese Einschätzung hängt natürlich mit äußeren Einflüssen zusammen, die auf uns einwirken. Wenn man beispielsweise Probanden Bilder von sehr attraktiven Frauen oder Männern über längere Zeit immer wieder zeigt, verschieben sich tatsächlich die Ansprüche der Tester an die Attraktivität ihres Gegenübers: Sie wollen dann einen ebenso attraktiven Partner für sich.

Über die Medien können Ideale künstlich aufgebaut und propagiert werden. Auf Dauer bleibt uns gar nichts anderes übrig, als unsere Ansprüche an diese äußeren Einflüsse anzupassen, sei es bewusst oder unbewusst. Wenn uns dann zusätzlich Regulierungselemente wie Rollenvorbilder oder eigene positive Erlebnisse und Erfahrungen fehlen, schlittern wir geradewegs in die Traumprinz-Falle.

Wir müssen versuchen, die Erwartungen an den Partner dem eigenen Marktwert anzupassen. Bei eher bescheidenen Menschen wird dies bedeuten, die Ansprüche zu erhöhen, bei den meisten allerdings, die Ansprüche zu senken. Dies ist in einem Umfeld, das uns tagtäglich suggeriert, unsere Ansprüche könnten gar nicht hoch genug sein, fraglos eine schwer lösbare Herausforderung. In einer Leistungsgesellschaft gilt schließlich, dass jeder in der Lage sein sollte, den besten aller Partner zu finden. Das geht so weit, dass wir den eigenen Marktwert lieber künstlich erhöhen, als einen uns ebenbürtigen Partner zu akzeptieren. Beleg hierfür ist sicher die zunehmende Zahl von Schönheitsoperationen, die medizinisch nicht notwendig wären. Mehr als eine Million Menschen haben sich 2004 in Deutschland einer solchen Operation unterzogen, jeder Vierte war unter 25 Jahren. Das Bild von der Liebesheirat scheint reine Illusion zu sein. Müssen also Zweckheirat oder Vernunftehe eine Renaissance erleben?

Wer jetzt fragt: »Bleibt dabei das Glück nicht auf der Strecke?«, erhält von Karl Grammer eine für Romantiker völlig niederschmetternde Antwort. In einem Interview meinte er: »Wer sagt denn, dass das Zusammenleben von Mann und Frau glücklich sein muss? Glück ist keine Kategorie der Evolution. Die Natur kennt keine Romantik. Die Natur kennt nur das Überleben des Stärksten.«

Allerdings: Glück mag für die Fortpflanzung streng genommen nicht nötig sein. Dennoch ist Glück ein emotionaler Zustand, den Menschen erleben können und nach dem sie streben. Glück ist zudem eng verbunden mit einer erfüllten Partnerschaft. Deshalb wollen die meisten Menschen dieses Gefühl gemeinsam und auf Dauer erleben, egal ob die Natur das nur als ersten Anreiz eingeplant hatte.

5. Wege aus der Traumprinz-Falle

Auf den folgenden Seiten möchte ich Ihnen Möglichkeiten aufzeigen, die Traumprinz-Falle zu umgehen. Diese Vorschläge können zwar kein individuelles und umfassendes Coaching ersetzen, aber möglicherweise zeigen sie Ihnen eine Richtung auf, die Sie weiterverfolgen möchten. Die folgenden Tipps wurden gemeinsam mit der Diplompsychologin Lisa Fischbach erarbeitet.

Die Pessimistische

Profil und Umgang mit dem Singlesein

Die Pessimistische leidet nicht übermäßig unter ihrem Singleleben, glücklich macht es sie aber auch nicht. Das Positive an diesem Erleben ist, dass sie sich nicht jeden Tag den Kopf darüber zerbrechen muss, wie sie einen Partner kennenlernt. Auf der anderen Seite kann ihr der fehlende Leidensdruck zum Nachteil werden, denn ihr fehlt es an der Bereitschaft, entschlossen ihre pessimistische Haltung zugunsten einer experimentier- und kontaktfreudigeren abzulegen. Personen dieser Singlegruppe nehmen sich in Gesprächen sehr zurück und sind gerade in Situationen, in denen es darauf ankäme, sich lebendig und offen zu zeigen, gehemmt.

Das größte Problem dieser Menschen ist allerdings ihre negative Erwartung in Bezug auf den Erfolg bei der Partnersuche. Die Zweifel, einen angemessenen Partner zu finden, können sich außerordentlich hemmend bei der Suche nach der besseren Hälfte auswirken. Eine pessimistische Grundhaltung prägt die Ausstrahlung einer Person und kann im Gespräch vom Gegenüber als Desinteresse interpretiert werden. Das hat zur Folge, dass die Person, die man kennenlernen möchte, sich verunsichert zurückzieht, statt sich zu öffnen. Diese Reaktion verstärkt wiederum die Misserfolgserwartung der Pessimistin, hat sie doch wieder die Bestätigung für ihr Gefühl erhalten, dass sie nicht fähig ist, einen potenziellen Partner für sich zu interessieren. Eigentlich überrascht es sie auch nicht, denn sie hat das Scheitern beim Versuch, einen Menschen näher kennenzulernen und auf sich aufmerksam zu machen, gedanklich bereits vorweggenommen und mit einkalkuliert.

Das Dilemma ist, dass Menschen ihren eigenen Erwartungen entsprechend Einfluss auf ihre Umwelt nehmen und sie unbewusst in diese Richtung lenken. Auf diese Weise wird eine solche Erwartungshaltung zu einer sich selbst erfüllenden Prophezeiung (self-fulfilling prophecy). Beispielsweise kann eine Person davon überzeugt sein, absolut unwiderstehlich zu wirken – dann wird eine Ablehnung in diesem

Kontext wohl eher als geschmackliche Verirrung oder Verklemmtheit des Gegenübers gedeutet, ohne dass damit das eigene Selbstbild nachhaltig erschüttert wird.

Die Pessimistin hingegen handelt nach einem restriktiven Muster, das die Wahrnehmung immer wieder auf Erlebnisse des Scheiterns fokussiert und durch die anschließende, persönliche Interpretation des Wahrgenommenen selbst bestätigt. Ein Teufelskreis aus negativen Erwartungen, Misserfolgen in der Kontaktanbahnung und Bestätigung der pessimistischen Ausgangslage kann sich so aufbauen. Der psychologische Zugewinn dieses Verhaltens, der vielleicht nicht offensichtlich zutage tritt, liegt vor allem in der Sicherheit dieser Position. Die so veranlagte Person betritt gleichsam überall »bekanntes Terrain«. In diesem Sinne erlangt jener Single-Typ nach dem »Schildbürger-Prinzip« Sicherheit – es könnte deshalb passieren, dass ein ehrlich interessierter Mensch, der sich durch die unbewussten Abwehrmaßnahmen des pessimistischen Singles nicht abschrecken lässt, für einigen Schrecken sorgt, da die gewohnten Muster nicht mehr greifen.

Menschen dieser Single-Gruppe sollten vorrangig ihre Energie darauf verwenden, eine optimistischere Einstellung zur Partnersuche und vor allem zu einem möglichen Erfolg zu erlangen. Ziel ist eine positive Grundhaltung und eine ebensolche Ausstrahlung. Wer sich seiner pessimistischen Denkmuster bewusst wird und erkennt, wie er sie durch entsprechende Verhaltensweisen bestätigt, hat den ersten entscheidenden Schritt zur erfolgreichen Veränderung gemacht.

Solange diese Dynamiken unbewusst ablaufen, ist keine Einflussnahme möglich. Vergegenwärtigen Sie sich daher typische Situationen bei der Partnersuche, bei der Kontaktaufnahme und beim Kennenlernen. Welche Gedanken und Sätze schießen Ihnen durch den Kopf? Gerade in diesen inneren Monologen liegen die Glaubenssätze verborgen, die uns im Verhalten erheblich beeinflussen. »Das wird doch wieder nichts« oder »Oh, Gott, sicher werde ich versagen«, solche Sätze sind Paradebeispiele für negative Denkmuster. Diese sollten bewusst umformuliert werden in positive, stärkende Botschaften wie »Ich freue mich auf ein interessantes Gespräch« oder »Ich darf sein, wie ich bin«. Sich diese positiven Sätze immer wieder in spezifischen Situationen auf der Suche nach einem Partner bewusst vor Augen zu führen oder sogar laut zu sagen, kann eine erheblich positive Wirkung auf Einstellung, Ausstrahlung und Verhalten haben.

In diesem Zusammenhang ist es zudem sinnvoll, sich die Bedeutung der Körperhaltung bewusst zu machen. Mit hängenden Schultern und gesenktem Kopf, unsicherer Stimme und halb geschlossenen Augen wirkt der Satz »Ich darf sein, wie ich bin« nicht annähernd so stark wie nach einem tiefen Atemzug, erhobenen Hauptes und mit lauter Stimme: Zwischen Körperhaltung und psychischer Leistungsfähigkeit gibt es einen engen Zusammenhang. Darüber hinaus kann es hilfreich sein, ein Erfolgstagebuch zu führen, in dem ausschließlich positive Ereignisse des Tages niedergeschrieben werden – nicht nur in Bezug auf Partnersuche und Kontakte.

Außerdem gilt es, sich vor Misserfolgen bei der Partnersuche zu schützen oder diese – so sie noch vorkommen – als Ergebnis des eigenen Handelns zu begreifen. Jedoch geht es nicht um eine Selbstanklage aufgrund verbauter Chancen, sondern darum, sich klarzumachen, dass man durchaus Einfluss nehmen kann, indem man an sich selbst arbeitet. Weiteres unreflektiertes Scheitern würde das bisher Erlebte und das hemmende Denkmuster – »es klappt sowieso nicht« – noch verstärken.

Wer sich in einem solchen Teufelskreis gefangen fühlt, sollte vorsätzlich eine Pause in der Partnersuche einlegen und sich eine Auszeit gönnen. Alternativ könnte dieser Single-Typ mehr Engagement in puncto Freizeitaktivitäten zeigen: Hobbys suchen oder wieder intensivieren, mit Bekannten oder Kollegen Unternehmungen starten. Das stärkt die innere Zufriedenheit: Man kümmert sich gezielt um sich selbst und schenkt dem eigenen Wohlbefinden mehr Aufmerksamkeit. »Sich mal richtig was gönnen und verwöhnen«, das sollte das Motto dieses Single-Typs sein. Ist man mit seinem Äußeren unzufrieden, kann es hilfreich sein, erst einmal Hausputz zu betreiben und Zeit für seinen Körper und seine Gesundheit zu investieren, bevor man sich wieder auf den Markt begibt. Sport und Wellness verbessern das eigene Körperbewusstsein, und ein gesteigerter Kontakt zur eigenen Physis geht meist einher mit dem Gefühl, attraktiver zu sein und eine erotischere Ausstrahlung zu haben – vor allem aber unterbindet ein körperliches Selbstbewusstsein das kontraproduktive Kreisen der Gedanken. Aufgrund sich aufschaukelnder Gedankenspiralen entstehen oft soziale Ängste, wie sie bereits oben angeführt wurden. Sie können durch bewusstes Spüren des eigenen Körpers entkräftet werden.

Mit einem gesteigerten Wohlbefinden lässt es sich nun auch besser nach dem anderen Geschlecht Ausschau halten. Wichtig ist, sich konkret einen Zeitpunkt zu setzen, zu dem man die Partnersuche wieder verstärkt aufnehmen will. In dem Fall sollte man aber besonders darauf achten, sich zunächst leicht erreichbare Ziele zu stecken, um negative Erfahrungen zu vermeiden und nicht wieder in den Teufelskreis von Enttäuschung und Bestätigung der eigenen Zweifel zu geraten. Damit ist keineswegs gemeint, sich einen Partner zu suchen, der leicht zu haben ist, statt einen, den man wirklich möchte, sondern sich zunächst in der Kontaktaufnahme zu versuchen – die eigene Wirkung einschätzen zu lernen und Erfolge überhaupt zu bemerken, zuzulassen und schließlich zu genießen.

Fallen bei der Partnerwahl

Gute Voraussetzungen für die Partnersuche sind dann gegeben, wenn die Pessimistische kein vorgefertigtes Bild vom zukünftigen Partner mehr im Kopf hat und sie keine allzu hohen Ansprüche an eine Partnerschaft stellt. Doch ebenso wenig förderlich sind zu geringe Ansprüche. Sich nur auf jemanden einzulassen, weil er einen mag und er im ersten Verliebtsein irgendwie zu einem zu passen scheint, ist sicherlich keine Erfolgsformel für dauerhaftes Glück. Wichtiger ist es, sich der eigenen Wünsche und Bedürfnisse, die in der zukünftigen Beziehung erfüllt werden sollen, bewusst zu werden. Erst dann ist man in der Lage, einen Partner zu wählen, der wirklich zu einem passt.

Pessimistische Singles suchen meist einen Partner, der in allen Belangen gleichberechtigt ist. Deshalb sollte dieser Single-Typ unbedingt darauf achten, dass seine Wünsche in Bezug auf emotionalen und materiellen Austausch sich mit denen des Partners grundsätzlich decken. Denn eine Schräglage in diesem Bereich der Beziehungsgestaltung stellt für ihn besonders häufig einen Trennungsgrund dar. Wenn der Wunsch nach Unabhängigkeit und Versorgung bei beiden Partnern unterschiedlich stark ist, kann es schnell zu Konflikten kommen. Hat ein Partner ein sehr stark ausgeprägtes Bedürfnis, versorgt zu werden sowie sich beschützt und geborgen zu fühlen, wird die Beziehungsgestaltung gerade dann schwierig, wenn der andere ein Mensch ist, der völlig unabhängig durchs Leben geht, seine Angelegenheiten in Eigenregie regelt und eher freiheitsorientiert ist. Dauerhaft tragfähiger ist sicherlich eine Beziehung mit einem Partner, der die Bedürfnisse nach Versorgung wahrnehmen und darauf eingehen kann. So spricht sich auch die Sozialpsychologin Elaine Walster in ihrer sogenannten »Equity-Theorie« für ein faires Gleichgewicht zwischen den Partnern aus. Dabei ist entscheidend, wie die Partner das gegenseitige Geben und Nehmen qualitativ bewerten und ob sie das Verhältnis für ausgewogen halten.

Personen dieses Typs sind darüber hinaus sehr gut in der Lage, in einer Beziehung Kompromisse einzugehen. Diese Offenheit und Bereitschaft zu verhandeln, ist das Kapital dieser Gruppe. Hat die Pessimistische einen entsprechenden Partner gefunden, sollte sie unbedingt mit ihm frühzeitig über ihre Beziehungsvorstellungen sprechen und nach dem gemeinsamen Nenner suchen.

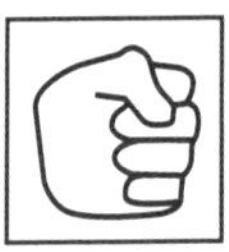

Die Selbstbewusste

Profil und Umgang mit dem Singlesein

Menschen dieses Single-Typs zeichnen sich durch eine große Zufriedenheit mit sich selbst, ihrem beruflichen und sozialen Umfeld sowie durch eine optimistische Grundhaltung aus. Sie verfügen über ein gut ausgeprägtes Selbstbewusstsein. Diese positive Haltung strahlen diese Menschen aus, und das wirkt attraktiv auf andere. Weniger selbstbewusste Personen können jedoch durch ein so starkes Gegenüber verunsichert werden.

Bei diesem Single-Typ handelt es sich meist um Personen, die in ihrer Kindheit stabile Beziehungen zu ihren Eltern und anderen wichtigen Bezugspersonen aufbauen und erleben konnten. Diese entscheidenden Erfahrungen von Sicherheit und Geborgenheit sind Vorraussetzung dafür, dass man ein ausgeprägtes Urvertrauen in menschliche Beziehungen ausbilden kann und einen sicheren Bindungsstil entwickelt.

Dies wiederum ist die Basis für ein stabiles Selbstwertgefühl, für eine zufriedene Grundhaltung und eine optimistische Einstellung zu Beziehungen. Die Selbstbewusste ist sich daher im positiven Sinne häufig selbst genug und fühlt sich auch ohne Partner durchaus vollständig. Sie ist sich ihrer Wünsche und Ansprüche an eine Partnerschaft bewusst und achtet verstärkt auf die Befriedigung der eigenen Bedürfnisse. Da sie selbst davon überzeugt ist, viel bieten zu können, trägt sie hohe Erwartungen und Ansprüche an einen Partner und die Beziehung heran. Dieser gesunde Egoismus zieht jedoch wenig Kompromissbereitschaft nach sich. Ihr Beziehungsmotto lautet: »Lieber allein, als mit einem Kompromiss zu zweit.« Selten ist sie bereit, für eine Beziehung ihre Karriere oder ihr soziales Netzwerk zu vernachlässigen. Der Partner muss sich in ihre Lebenswelt einfügen oder eben gleichberechtigt parallel dazu existieren. Selbstbewusste Singles bleiben in der Beziehung unabhängig, sind aber durchaus in der Lage, Nähe zuzulassen. Sie neigen jedoch nie zur Selbstaufgabe im Sinne einer partnerschaftlichen Symbiose. Sie können ihrem Partner viel Vertrauen entgegenbringen, auch wenn sie räumlich getrennt von ihm sind oder in einer Fernbeziehung leben. Denn dieser Typ Single hat in seiner Kindheit positive Modelle von Geschlechterbeziehungen verinnerlichen können und möchte diese in ihrer Gestaltung, im Umgang miteinander und in ihrer Qualität mit einem Partner umsetzen und wiederholen.

Wie dieser Single-Typ wenig kompromissbereit ist, so zeigt er sich auch selten bereit, sich bezüglich seiner aktuellen Lebenssituation zu verändern. Sein Singledasein verursacht ihm keinen Leidensdruck. Seine Fähigkeiten, auf Menschen zuzugehen und Kontakt herzustellen, sowie seine Aktivitäten im Freundeskreis und im Privaten ermöglichen es diesem Single, immer wieder neuen Menschen und potenziellen Partnern zu begegnen. Deshalb ist für ihn das Online-Dating von keiner großen Bedeutung. Weil er keine Angst vor dem Alleinsein hat, beendet er eine Beziehung konsequent, wenn er mit der Beziehungsqualität nicht mehr zufrieden ist.

Die Vorraussetzungen, einen Partner kennenzulernen, sind für selbstbewusste Singles optimal. Darüber sind sie sich auch im Klaren. Sobald sie sich Menschen gegenüber öffnen, strahlen sie eine hohe Anziehungskraft aus. Sie entscheiden aber selbst über den für sie passenden Zeitpunkt. Der hohe Anspruch und das relativ klare Bild vom zukünftigen Partner sowie die geringe Kompromissbereitschaft schränken aber die Auswahl auf dem Partnermarkt erheblich ein und können die Suche nach dem Richtigen in die Länge ziehen. Diesen Preis allerdings sind sie bereit zu zahlen. Ansonsten lebt es sich komfortabler allein. Erst wenn die Sehnsucht nach einem neuen Partner größer wird als die Zufriedenheit mit dem Alleinsein und das Suchen erfolglos bleibt, wird der Augenblick kommen, in dem die Selbstbewusste sich mit ihren Ansprüchen an den Idealpartner auseinandersetzt.

Fallen bei der Partnerwahl

Selbstbewusstsein ist ein zweischneidiges Schwert. Die positive Ausstrahlung und die von Zuversicht geprägte Haltung signalisieren Stärke, Optimismus, eine positive Einstellung zum Leben. Das wirkt auf viele Menschen anziehend, und ganz besonders auf Menschen, die sich nach Halt und Geborgenheit sehnen und ein starkes Bedürfnis nach Versorgung und Nähe hegen. Doch eine Beziehung mit eben jenen Partnern, die eine solche Bedürfnisstruktur in sich tragen, kann auf Dauer recht konfliktreich verlaufen. Warum?

Auf der einen Seite wählen wir unbewusst immer wieder einen Partner, der ein Bedürfnis auslebt, welches wir ebenso in uns tragen, das wir aber verdrängen und nicht zulassen. Wir hoffen, unsere Wünsche im anderen ausleben zu können und damit unsere Sehnsucht zu stillen. Ein freiheitsliebender Mensch, der selbstständig durchs Leben geht und mit sich eins ist, fühlt sich möglicherweise zu einer Person hingezogen, die ein starkes Nähebedürfnis hat und dies auch in der Partnerschaft leben möchte. Bleibt dieser Prozess unbewusst, und ist man in diesem Bereich sehr unterschiedlich, läuft man Gefahr, dieses Nähebedürfnis des anderen mit der Zeit als negativ zu erleben und zu bekämpfen. Eine Negativspirale kann die Folge sein, beide Verhaltensweisen verstärken sich in entgegengesetzte Richtungen. Die freiheitsliebende Person zieht sich zunehmend zurück, hingegen fordert der andere Partner mehr Gemeinsamkeit, Nähe und Verbindlichkeit ein. Daher ist darauf zu achten, sich bei den

Bedürfnissen nach Nähe und Distanz bzw. nach Unabhängigkeit und Versorgung mit dem Partner in einem gesunden Abstand zu befinden, das heißt, nicht zu verschieden zu sein, aber eben auch nicht völlig identisch. Absolute Deckungsgleichheit ist nicht förderlich, denn sie nimmt der Liebe die Spannung und damit ihre Anziehungskraft. Ein gesunder Abstand ist daher eine gute Voraussetzung für eine dauerhaft zufriedene Beziehung.

Auf der anderen Seite besteht die Gefahr, dass sich die hohe Zufriedenheit der Selbstbewussten verselbstständigt und zur Falle wird. Sie hat sich mit dem Alleinsein gut organisiert, legt viel Wert darauf, in dieser Lebensphase ihre Karriere voranzutreiben und ihr berufliches wie privates Netzwerk auszubauen. Die Folge ist, dass sie zu wenig Bereitschaft und Interesse an einer Partnerschaft signalisiert, selbst wenn der Wille zur Zweisamkeit grundsätzlich vorhanden ist. Es können beim Gegenüber leicht Zweifel entstehen, in welchem Lebensbereich er für sie überhaupt wichtig sein und eine Rolle spielen könnte, für die er geliebt und wertgeschätzt wird. Ein potenzieller Partner wird mit Verunsicherung reagieren, denn was hat er schon zu bieten, das den selbstbewussten Single überzeugen könnte, zu zweit statt allein durchs Leben zu gehen. Eine solche Beziehungskonstellation wird besser von Personen ertragen, die selbst ein starkes Selbstbewusstsein haben, die mit ihrem Leben zufrieden sind und akzeptieren können, einen unabhängigen, freiheitsorientierten Partner an ihrer Seite zu haben.

Im Vergleich zu den anderen Single-Typen erscheint die Selbstbewusste recht begünstigt, und vielleicht erscheint es vielen wünschenswert, zu dieser Gruppe zu gehören, bzw. kann es frustrierend sein, wenn man an sich selbst überwiegend Merkmale der anderen Single-Typen erkennt. In der Essenz unterscheidet diese Singles jedoch »nur«, dass sie oft in stabilen, positiv geprägten Beziehungen gelebt haben und somit auch lernen konnten, Bindungen einzugehen und aufrechtzuerhalten. Dies sind zwar Fähigkeiten, die man sich am leichtesten in der Kindheit aneignet, aber auch als erwachsener Mensch ist es möglich, Beziehungen neu zu lernen. Eine gute Portion Mut zur Selbsterkenntnis und Bereitschaft zur Veränderung sind die Eintrittskarte, die jeder nur sich selbst ausstellen kann. Befunde aus der Hirnforschung haben längst erwiesen, dass der Spruch »Was Hänschen nicht lernt, lernt Hans nimmermehr« Unsinn ist. Taten können zu Gewohnheiten werden, diese zu Eigenschaften, und die wiederum »besiegeln« dann ein ganzes menschliches Schicksal. Tatsache ist aber, dass mehrfach wiederholte »ungewohnte Taten« zu neuen Gewohnheiten führen, diese zu Eigenschaften werden und damit auch »das persönliche Schicksal« verändert werden kann.

Die Leidenschaftliche

Profil und Umgang mit dem Singlesein

Im Vergleich zu den anderen Single-Typen fühlt sich der leidenschaftliche Single in mehrfacher Hinsicht bei der Partnersuche benachteiligt, da er mit dem überwiegenden Teil seines Lebens unzufrieden ist – mit seiner beruflichen Situation, seinen Aktivitäten im Freundeskreis und in der Freizeit, mit seiner Gesundheit, seinem Aussehen sowie mit seiner Wohnsituation und seinen Finanzen. Personen, die diesem Single-Typen entsprechen, empfinden sich häufig im Kontakt zu anderen als zurückhaltend, schüchtern oder sogar gehemmt. Sie sind meist introvertiert, grüblerisch und neigen schnell zum Rückzug. Auf andere Menschen aktiv zuzugehen und Kontakt herzustellen wird von ihnen als Überforderung und Stress empfunden. Zudem leidet dieser Single-Typ unter einem negativen Selbstbild, großer Unsicherheit und Gefühlen von Unzulänglichkeit, und er besitzt deshalb meist wenig Selbstvertrauen. Insgesamt hat er eine generalisierte negative Sicht auf sich und seine Lebensumstände entwickelt.

Folge als auch Ursache dieser mutlosen Grundstimmung ist seine Tendenz, zu Selbstvorwürfen zu neigen. Er sucht den Grund für sein Scheitern in Beziehungen oder zwischenmenschlichen Kontakten vor allem bei sich selbst und seinem eigenen Unvermögen. An seinem Misserfolg fühlt er sich deshalb ganz alleine schuldig.

Diese frustrierte Grundeinstellung führt zu einer verschlossenen Ausstrahlung, was ihm die Kontaktaufnahme, das Flirten und Kennenlernen erschwert. Oft fühlen sich andere durch eine solch introvertierte Haltung eher abgewiesen als ermutigt. Darüber hinaus stehen Menschen dieses Typs ihre Hemmungen und Selbstverunsicherungen im Weg. Sie können in bestimmten Situationen zu unangemessenen Verhaltensweisen oder gar Handlungsunfähigkeit führen und verstärken damit den Aufbau weiterer Unzulänglichkeitsgefühle. Ursache könnten in der Kindheit erlebte Minderwertigkeitsgefühle sein, Gefühle von Ohnmacht, ein Zukurz-Kommen und vielleicht sogar offene Ablehnung durch wichtige Bezugspersonen. Derlei beeinträchtigende Gefühle konnten nicht durch Anerkennung und Kompensation der Eltern oder naher Bezugspersonen ausgeglichen werden. Infolgedessen kann ein Grundgefühl der Ungenügsamkeit entstehen, das solche Personen durch ihr weiteres Leben begleitet und sich natürlich vorrangig im Bereich Beziehungen auswirkt. Durch die stark empfundene Bedürftigkeit, gepaart mit dem Gefühl, nicht viel wert zu sein, kommt sich die Leidenschaftliche oft vor, als sei sie in einer Art Bittstellerposition. Im Kontakt reagiert sie häufig angepasst und dankbar, im Hintergrund schwingt aber nach wie vor die Angst mit, wieder enttäuscht zu werden oder der Zuneigung nicht wert zu sein. Durch diese Rückzugstendenzen und Ängste wird wirklicher Kontakt in einer zwischenmenschlichen Beziehung vermieden und damit das Risiko reduziert, durch eine tiefer gehende Verwicklung sich öffnen und einlassen zu müssen – inklusive der Gefahr von erneuter Ablehnung.

Auf der anderen Seite sehnt sich der leidenschaftliche Single ganz besonders nach einem Partner. Er leidet deutlich unter seinem Singledasein, empfindet diesen Zustand als Defizit, fühlt sich allein und einsam. Der Grund dafür liegt ebenfalls in seiner eigenen Selbstentwertung. Der Partner wird gleichgesetzt mit Lebenssinn und Erfüllung, ist keiner da, fehlt ein erheblicher Teil. Dieser Single ist sich selbst nicht genug und belegt seinen Partner mit dem inneren Glaubenssatz: »Ohne dich bin ich unvollkommen, nur eine Hälfte vom Ganzen.« Problematisch ist zudem, dass Menschen mit einer derartigen psychischen Konstellation meist sozial isoliert leben. Durch überhöhte Angst vor Enttäuschung und Zurückweisung investieren sie wenig in den Kontakt zu anderen. Daher verfügt dieser Typ Single nur über ein sehr kleines soziales Netz an Freunden, Bekannten und Arbeitskollegen.

Da die Leidenschaftliche unter dem Alleinsein in außerordentlicher Weise leidet, ist es schwierig, ihr einen Weg aufzuzeigen, wie sie sich mit dieser Lebensphase arrangieren kann. Aus ihrer Sicht kann sie nur ein Partner von ihrer Trübsal erlösen. Dennoch ist es ratsam, sich erst einmal auf andere Bereiche zu konzentrieren, die schnell und effektiv angegangen werden können und im günstigsten Fall auch noch weitere positive Nebenwirkungen nach sich ziehen.

Erstes Ziel sollte es sein, den Teufelskreis aus Sehnsüchten, negativen Erlebnissen, Versagensängsten und Rückzug zu durchbrechen. In diesem Zusammenhang gibt es Faktoren, auf die nur mit viel Aufwand und Zeit Einfluss genommen werden kann, und andere, die leichter und kurzfristig verändert werden können. Bevor man also die großen Entwicklungsfelder angeht, wie z.B. eine berufliche Veränderung, Verbesserung der Wohnungssituation oder die Aufarbeitung der Unzulänglichkeitsgefühle, sollten leidenschaftliche Singles zunächst einmal auf die Suche nach neuen Freizeitaktivitäten gehen, die ihnen Spaß machen und Kontakt zu anderen Menschen bringen. Auch für diesen Single-Typ gilt der Hinweis, etwas für die Gesundheit und den Körper zu tun: In einer Freizeitgruppe Walken, Joggen oder in ein Sportstudio eintreten. All das trägt dazu bei, aus der Isolation herauszukommen, das Aktivitätsniveau grundsätzlich zu erhöhen und sich insgesamt wohler zu fühlen.

Ganz wichtig ist es für den leidenschaftlichen Single, sich bewusst Erfolgserlebnisse zu verschaffen. Klappt es derzeit nicht so recht im Job, ist man gar arbeitslos, ist es ratsam, sich ehrenamtlich oder sozial zu engagieren. Dies verschafft Anerkennung, man nimmt meist zeitnah den Sinn der ausgeübten Arbeit wahr und erlebt, wie durch persönliches Engagement anderen geholfen werden kann. Positiver Nebeneffekt sind auch hier mehr Aktivität und die Möglichkeit des Kontakts zu anderen Personen. Auf jeden Fall sollte eine Form intensiver Beschäftigung in den Alltag bzw. in die Freizeit integriert werden, um die fortwährende Gedankenschraube zu unterbrechen, keinen Partner zu haben, völlig einsam zu sein und keinen Sinn im Leben zu sehen.

Dieser Single-Typ ist unter Umständen gefährdet, Depressionen in unterschiedlicher Ausprägung und Erscheinungsform zu entwickeln. In solchen Fällen ist die Konsultation eines Psychologen oder Arztes zu empfehlen.

Fallen bei der Partnerwahl

Die Ausstrahlung von Hilflosigkeit und Verzweiflung wird häufiger Menschen anziehen, bei denen bedürftig wirkende Menschen Mitleid erzeugen und den Impuls auslösen, ihnen aus ihrer Situation heraushelfen zu wollen, und gelegentlich auch solche, die unter dem sogenannten Helfersyndrom leiden. Zeigt sich ein Partner schwach und leidend, ist es naheliegend, dass der andere in die Rolle des Retters und Beschützers schlüpft. Doch Beziehungen mit einer derart asymmetrischen Konstellation werden auf Dauer selten glücklich. Die Rollenaufteilung sieht dann so aus, dass ein Partner das Ruder in die Hand nimmt, während der andere sich anpasst und unterordnet. Meist verstärkt sich dieses Rollenverhalten noch. Der eine Partner wird immer unselbstständiger und hilfloser, der andere bestimmt über den größten Teil der Beziehung und dominiert den anderen. Liegt ein Paar auf der Ebene Dominanz und Unterordnung zu weit auseinander, können Konflikte aufgrund von gegenläufigem Extremverhalten entstehen. Außerdem verfügt der unterwürfige Partner – wie wir noch sehen werden – trotz allem über ein starkes Ich und wird aus seiner scheinbar untergeordneten Rolle heraus zumindest langfristig den dominanten Partner manipulieren wollen. Statt offenen Widerspruchs wird es aber zu Beschwerden und Anklagen kommen – eine verdecktere Form der Aggression, die der Selbstbehauptung dient. Der scheinbar stärkere Partner wird oft vom »Leidenschaftlichen« in seinen Hilfeleistungen so gelenkt, dass sich das Verhältnis umkehrt. Es kommt zu einem sogenannten metakomplementären Verhältnis: Derjenige, der oben zu sein scheint, unterliegt sehr viel mehr dem Willen des scheinbar Schwächeren, das heißt, der angeblich Hilflose diktiert durch sein Leiden, was passiert.

Der leidenschaftliche Single neigt dazu, sich erst dann als vollwertig zu empfinden, wenn er einen Partner an seiner Seite hat. Der Partner wird gleichgesetzt mit Lebenssinn und Erfüllung. Dieses Bedürfnis kann so vehement nach außen wirken, dass es beim Gegenüber sogar Fluchttendenzen statt Anziehung auslöst. Vom Partner wird erwartet, das Defizit in der eigenen Person zu kompensieren. Diese Aufgabe und Verantwortung zu übernehmen kann schnell überfordern und ist keine ideale Vorraussetzung für eine ausgeglichene Partnerschaft. Der Wunsch des verzweifelten Singles nach Symbiose und Verschmelzung mit dem Partner lässt diesem keinen Raum für Selbstständigkeit und Entfaltung seiner eigenen Persönlichkeit. Dies führt dann häufig zur Trennung.

Besonders auffällig sind die Bindungswünsche des leidenschaftlichen Singles. Der Grund hierfür können distanzierte, kühle und ambivalente Bezugspersonen in der Kindheit sein, wodurch eine Mangelerfahrung in Bezug auf ein stabiles Beziehungsleben entstanden ist. Die betroffene Person entwickelt einen unsicher-vermeidenden Bindungsstil, ihr Vertrauen in Bindung und Beziehung ist gering. Kompensatorisch erwächst aus den destruktiven Beziehungserfahrungen im Hinblick auf wichtige Bezugspersonen ein hochgradiges Bedürfnis nach Nähe, Harmonie und Verschmelzung mit dem Partner. Aufgrund von Ängsten und Selbstunsicherheit werden an das Beziehungsleben sehr hohe Erwartungen hinsichtlich dieser Sehnsüchte nach Nähe gestellt, die kaum ein Mensch erfüllen kann, möchte er sich nicht völlig in der Partnerschaft aufreiben. Einem Partner, der großen Wert auf seine Autonomie legt und auf einen Wunsch nach mehr Nähe mit distanziertem Rückzugsverhalten reagiert, begegnet der leidenschaftliche Single mit klammerndem Verhalten. Er wird kaum dazu in der Lage sein, seinem Partner den nötigen Freiraum zu gewähren. Dies fördert seine Ängste, und statt Vertrauen aufzubauen, wird er misstrauisch und fordernd. Das muss nicht zwangsläufig zur Trennung führen, denn dieses Muster von Flucht auf der einen Seite und ständigem Fordern auf der anderen kann sich als durchaus stabil erweisen – es fühlt sich nur selten für die Beteiligten wirklich positiv an. Auch hier gilt es, bei der Partnerwahl darauf zu achten, einen Menschen zu finden, der hinsichtlich seiner Bedürfnisse nach Nähe und Distanz sowie nach Unabhängigkeit und Versorgung in einem gesunden Abstand zu einem selbst steht.

Bei all den Schwierigkeiten ist es wichtig aufzuzeigen, dass auch der leidenschaftliche Single über große Kompetenzen verfügt, die aber leider meistens nur auf kontraproduktive Art und Weise zum Einsatz kommen. Wie der Name schon sagt, »schafft« sich die Leidenschaftliche ihr »Leiden« zu einem großen Teil selbst. Eine in der frühen Kindheit erlebte Erfahrung von Ablehnung oder unbefriedigter Suche nach Nähe wird bis ins Erwachsenenalter »konserviert«, lebendig gehalten und durch ihr schwieriges Kontaktverhalten immer wieder erneuert. Damit bestätigt sie sich jedes Mal erneut, wie angebracht auch heute noch ihr grundlegendes Lebensgefühl ist – obwohl es eigentlich längst ausgedient hat. Die außerordentlichen Fähigkeiten eines Menschen, der sich von Kindheit an viel mit schmerzlichen Erfahrungen hat auseinandersetzen müssen, sind ganz klar das Gespür für zwischenmenschliche Problemsituationen und die Routine im Umgang mit den kummervollen Seiten der menschlichen Seele. Die unerwünschte Nebenwirkung kann aber auch ein Hang zur Glorifizierung des Melancholisch-Romantischen sein, denn oft sind diese Menschen aufgrund ihrer Sensibilität sehr empfänglich für Kunst. »Die Leiden des jungen Werther« ist in ihren Augen vielleicht eher ein Ideal als die künstlerische Verarbeitung von Goethes eigenem Liebeskummer – der danach bekanntermaßen noch etliche Liebschaften einging.

So wie der anspruchsvolle Single die eigene Bedürftigkeit auf einen Partner projiziert, so glaubt der leidenschaftliche Typ bei potenziellen Partnern hauptsächlich Ablehnung zu erfahren, da er sich selbst eher verurteilt als annimmt. Der große Vorteil besteht darin, dass er sich die Bedürftigkeit aber offen eingestehen kann. In seinen Beziehungen kommt es immer wieder vor, dass nicht etwa eine völlige Verschmelzung stattfindet, sondern sich ein immer wiederholendes Wechselspiel von Anziehung und Zurückweisung ergibt. Kommt nämlich der Partner zu nahe, so fürchtet der Leidenschaftliche, gesehen zu werden, wie er »wirklich ist« – nämlich nicht liebenswert –, und stößt den Partner von sich. (Der Partner kann außerdem ja nicht in Ordnung sein, wenn er sich mit jemandem einlässt, der »so unzulänglich ist«.) Zieht sich dieser tatsächlich frustriert zurück, flammt die Zuneigung erneut auf, und es wird wieder um den Partner gekämpft.

Die Leidenschaftliche verfügt also unter Umständen sogar über viele der sozialen Kompetenzen, die eine Beziehung und auch eine Kontaktaufnahme erleichtern, denn es gelingt ihr sehr gut, persönliche Grenzen aufzuzeigen und ebenso potenzielle Partner anzuziehen. Sie hat keine Angst vor Problemsituationen und kann deshalb auch tiefe Krisen durchstehen, vor denen andere vielleicht längst die Flucht ergriffen hätten. Und sie hat ganz offensichtlich die ausgeprägte Fähigkeit, Menschen auf Distanz zu halten – und zwar mit sensiblem Gespür für zwischenmenschliche Interaktionen.

Mit einem Augenzwinkern lässt sich sagen: »Es gibt zwei Tragödien im Leben des leidenschaftlichen Typs: Erstens, Träume, die sich nicht erfüllen, und zweitens, Träume, die sich erfüllen!« So wie es in den Ohren eines depressiven Menschen töricht klingen muss, dass es sehr viel Schönes und Freudvolles in der Welt und sogar in seinem eigenen Leben gibt, wäre es für den leidenschaftlichen Single absurd anzunehmen, dass er die Einsamkeit selbst gewählt und aufrechterhalten hat und dass er sein Gespür für Emotionen durchaus auch für die Partnersuche oder eine Beziehung einsetzen kann – mehr als ein Loslassen der alten Glaubenssätze ist nicht erforderlich. Jedoch würde er das als Zumutung empfinden, denn das hieße für ihn, das eigene Leiden, in dem er sich so gut eingerichtet hat und auskennt, für sinnlos zu erklären und sich seine Träume durch so einfache Maßnahmen wie der Mitgliedschaft in einem Sportverein zu erfüllen.

Die Pragmatische

Profil und Umgang mit dem Singlesein

Die Pragmatische hat, abgesehen von ihrer meist als unbefriedigend empfundenen beruflichen Situation, diverse Gemeinsamkeiten mit dem selbstbewussten Single. Beide stehen hinsichtlich einiger elementarer Kriterien in verwandtschaftlicher Beziehung. Denn im Grunde ist der pragmatische Single mit einem recht gesunden Selbstbewusstsein ausgestattet und bezeichnet sich zudem als durchschnittlich bis überdurchschnittlich zufrieden mit seinem Aussehen und seiner Ausstrahlung. Ideale Voraussetzungen für die Suche nach einem Partner, die noch durch eine optimistische Haltung flankiert werden. Er betrachtet seine Chancen, einen passenden Partner zu finden, als durchaus gut, und seine positive Erfolgshaltung motiviert ihn. Es stimmen also eigentlich alle wichtigen Grundvoraussetzungen, aber hat vielleicht auch dieser Single-Typ eine Achillesferse?

Die Pragmatische ist überwiegend unzufrieden mit ihrer beruflichen und finanziellen Situation sowie ihren aktuellen Wohnbedingungen. Ein Drittel dieser Gruppe ist sogar entweder nicht berufstätig oder arbeitslos. Unzufriedenheit mit dem Beruf sowie ungewollte Arbeitslosigkeit wirken sich oft zusätzlich beeinträchtigend auf andere Lebensbereiche aus. Denn in einer Leistungsgesellschaft, wie sie in westlichen Industriestaaten vorherrscht, stellen Image, Eigentum, Leistung und Erfolg für viele Menschen Werte und Fähigkeiten dar, über die sie zu einem Großteil ihr Selbstwertgefühl definieren. Ist man beruflich erfolglos, verändert sich die berufliche Situation nachteilig, oder wird man gar arbeitslos, kann dies zu Lücken und Verunsicherungen führen. In einer solch krisenhaften Phase verliert die Suche nach einem Partner vorübergehend an Priorität. Die Verbesserung der beruflichen Situation kann für diesen Typ Single gegenwärtig vorrangig werden, das lässt ihn auch private Probleme sehr pragmatisch angehen.

Dieser Typ Single braucht nicht zwangsläufig einen Partner für die eigene Zufriedenheit. Er empfindet meist sogar wenig Druck, einen Partner finden zu müssen. Viele Personen dieser Gruppe sind derzeit gar nicht aktiv auf der Suche nach einer Partnerschaft. Wenn der pragmatische Single seine Zeit allein verbringt, ist er nicht frustriert oder einsam. Das macht das Singleleben für ihn stressfrei. Ein großer Vorteil, wenn sich das Berufliche schon nicht nach seinen Vorstellungen entwickelt.

Doch diese subjektive Komfortzone kann auf lange Sicht auch zur Falle werden. Es besteht die Gefahr, dass er zu viel Aufmerksamkeit und Energie auf die Verbesserung seiner beruflichen Situation verwendet und die Suche nach einem Partner zu sehr vernachlässigt, gar über Jahre aus den Augen verliert. Daher ist es für diesen Single-Typen wichtig, sich nach einer Phase der beruflichen Neu- und Umorientierung bewusst dem Aufbau einer Beziehung zu widmen. Sein Projektplan sollte lauten: Erst Beruf, dann Privates. Leider neigt er dazu, die Partnerwahl darüber zu vergessen. Sicherlich gibt es in dieser Gruppe viele, die auch langfristig ohne feste Partnerschaft zufrieden sind. Bedeutsam ist jedoch der Unterschied zwischen einer bewussten Entscheidung für das Singledasein und einem passiven Ausweichverhalten in Bezug auf die Partnersuche. Gerade pragmatische, bodenständige Menschen neigen selten zu neurotischem Verhalten oder Ängsten. Damit fehlt ihnen aber auch der Antrieb für Veränderungen, die über die lebenspraktischen Dinge hinausgehen. Eine ernsthafte Partnerschaft stellt die eigene Person weitaus mehr in Frage, als dies durch einen Arbeitsplatz- oder Wohnortwechsel der Fall wäre. Pragmatische Singles sollten sich deshalb ernsthaft fragen, ob hinter der empfundenen Zufriedenheit vielleicht ein psychologisches Trägheitsmoment steckt. Die Fähigkeit zur Anpassung ist sicherlich generell positiv, ein völlig passives Sich-Treiben-Lassen kann aber ab einem gewissen Alter gerade in Sachen Partnersuche zum Problem werden.

Fallen bei der Partnerwahl

Menschen dieser Singlegruppe haben bei der Partnersuche den Vorteil, dass sie kein vorgefertigtes Bild vom zukünftigen Partner im Kopf haben. Das kann ihre Erfolgschancen erhöhen. Ihre Ansprüche an eine Partnerschaft sind durchschnittlich. Darüber hinaus zeigt der pragmatische Single hohe Bereitschaft, in einer Beziehung Kompromisse einzugehen. Was könnte ihm also die Suche oder die Kontinuität in der Partnerschaft erschweren?

Zunächst einmal kann es durchaus auch von Nachteil sein, keine Vorstellungen hinsichtlich eines Partners zu haben – denn nach welchen Kriterien soll eine Auswahl stattfinden, wenn die eigentliche Kontaktaufnahme selbst kein großes Problem darstellt? Es besteht die Gefahr, sich zu verzetteln und infolgedessen gar keine ernsthaftere Auseinandersetzung mit dem Thema oder mit einzelnen Kandidaten zu betreiben. Die Gründe, warum er keinen Partner findet, liegen nach Meinung des pragmatischen Singles eher darin, dass er zu selbstständig ist und bisher keinen Menschen gefunden hat, der seinen Ansprüchen genügt. Aufgrund des fehlenden Leidensdrucks hinsichtlich seines aktuellen Singledaseins ist er selten bereit, für einen Partner den Freundeskreis oder Hobbys zu vernachlässigen. Ähnlich wie beim selbstbewussten Single kann diese Personengruppe Gefahr laufen, ihrem Umfeld unbewusst zu signalisieren: »Ich brauche eigentlich nicht wirklich einen Menschen zum gemeinsamen, glücklichen Leben.« Unter Umständen verbirgt sich nämlich hinter der scheinbaren Kompromissfähigkeit dieses Typs eher ein Desinteresse am anderen und eine passive Weigerung, sich für diesen aktiv zu verändern. Das Gewähren von Freiheiten ist in diesem Licht betrachtet vielleicht auch als Handel anzusehen, um möglichst viel eigenen Spielraum und Unverbindlichkeit aufrechtzuerhalten.

Der pragmatische Single hat sich mit seinem Singleleben recht gut arrangiert und bietet einem potenziellen Partner kaum Anknüpfungspunkte, um in seinem Leben eine entscheidende und wichtige Rolle zu spielen. Da er in emotionalen Dingen nichts vermisst, kann ihm nichts gegeben werden; da er nichts ablehnt, kann sich niemand für ihn verändern, und da er selbst nichts will, darf niemand etwas von ihm verlangen. Als Partner optimal ist für diesen Single-Typen eine Person, die selbst fest und sicher im Leben steht, die sich durch ein starkes Selbstbewusstsein sowie Selbstständigkeit auszeichnet. Eine echte Herausforderung wäre hingegen ein Partner mit starkem Gefühlsleben, der den pragmatischen Single viel Beziehungs- und Selbstarbeit kosten würde. Ein solches Paar kann sich unter Umständen wunderbar ergänzen, und durch persönliches Wachstum mit und durch den Partner könnten die blinden Flecken des Pragmatikers gefüllt werden.

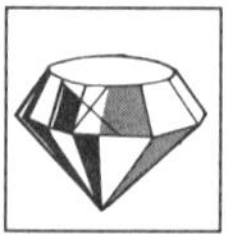

Die Anspruchsvolle

Profil und Umgang mit dem Singlesein

Diesem Single-Typ fehlt der Partner als letztes Puzzlestück für sein persönliches Glück, ansonsten ist er mit seiner Gesamtsituation sehr zufrieden. Sein Singledasein macht ihm dafür umso mehr zu schaffen. Im Weg stehen ihm seine hohen Ansprüche an einen Partner und das konkrete Bild davon, wie dieser zu sein hat. Zu seiner Vorstellung von Erfolg gehört eben auch die perfekte Partnerschaft. Er legt dabei sein Augenmerk stark auf Aussehen, Intellekt und Bildung, genauso wichtig sind ihm aber auch Liebe, Romantik und Sexualität. Der anspruchsvolle Single sucht in seinem Partner emotionale Erfüllung. Und das auf hohem Niveau. Alles andere konnte er bereits selbst in die Hand nehmen und positiv vorantreiben. Dieser Single-Typ hat im Leben viel erreicht, vor allem beruflich. Auch andere Bereiche werden von ihm als durchweg positiv bewertet. So ist er überdurchschnittlich zufrieden mit seiner finanziellen Situation und seiner Gesundheit, er hat sich seine eigenen vier Wände nach seinen Vorstellungen eingerichtet und verbringt seine Freizeit aktiv und häufig mit Freunden. Er hat seine berufliche Entwicklung im Leben immer forciert und viel Energie und Ehrgeiz dafür investiert. Für Beziehungen blieb nicht viel Zeit, dieses Thema war ihm streckenweise nicht wirklich wichtig. Mittlerweile ist er beruflich gut etabliert, merkt jetzt aber zunehmend, dass ihm eine Partnerschaft fehlt und das private Beziehungsleben einen Auftrieb gebrauchen könnte.

Hier stellt sich die Frage, ob und in welchem Zusammenhang sich Beruf und fehlende Partnerschaft beeinflussen. Was bedingt sich wie, was könnte Ursache, was Folge sein? Gesellschaftlich und biografisch begründet, konzentriert sich der überwiegende Teil der Männer und Frauen im Alter zwischen 25 und 40 darauf, die berufliche Situation, die Karriere und das berufliche Netzwerk voranzubringen. Dabei legen einige das Gewicht recht einseitig auf den beruflichen Bereich, so dass das Privatleben sowie der emotionale Ausgleich ins Hintertreffen geraten. Auf Dauer wird das Fehlen von tiefer Emotionalität und Nähe als unangenehm erlebt, aber statt diese Dynamik zu verändern, wird diese emotionale Mangelerfahrung über eine verstärkte Leistungsorientierung kompensiert. Dreht sich diese Schraube weiter nach oben, kann die Person zum Workaholic werden.

Die fehlende Balance zwischen Karriere und Beruf und dem Aufbau zwischenmenschlicher Beziehungen kann aber auch aus einer Vermeidungshandlung resultieren. Auf der einen Seite sehnt sich dieser Single-Typ nach einer Partnerschaft, auf der anderen Seite macht es ihm Angst, da er sich in einer Beziehung öffnen und Nähe zulassen muss. Das Bedürfnis nach Zärtlichkeit, Nähe und Intimität ist vorhanden, doch fällt es ihm aus Angst vor Verletzung schwer, diese auszuleben. Außerdem bedeutet jede tiefergehende Begegnung immer auch eine intensivere Selbsterfahrung. Die stark idealisierten Bilder von einem möglichen Partner sind in diesem Sinne vermutlich als Projektion der eigenen ungelebten Persönlichkeitsanteile zu sehen. Eine Person, die im beruflichen Sektor sehr effizient ist, muss dafür meist besonders stark auf ihre Selbstdisziplin zurückgreifen und kindliche Wünsche nach Sichgehenlassen und Umsorgtwerden hinten anstellen. Um diese Zerrissenheit nicht spüren zu müssen, wird das Thema Partnerschaft vollkommen verdrängt, man stürzt sich stattdessen in die Arbeit. Parallel dazu werden aber die eigenen, ungelebten Seiten in die Außenwelt projiziert, das heißt in diesem Falle in einen potenziellen Partner, der all das erfüllen soll, was man an sich selbst nicht wahrnehmen möchte.

Das Ideal der romantischen Liebe, verbunden mit der Idee des einzig richtigen Partners, der alles erfüllen soll, fügt sich nahtlos in das Weltbild unserer modernen Gesellschaft ein, in der ständig suggeriert wird, dass der Erwerb neuer Dinge für mehr Zufriedenheit sorgt. Liebe wird nicht als zu entwickelnde Fähigkeit betrachtet, sondern als eine geschickte Marketingstrategie: Man erkauft sich mit dem eigenen Marktwert das bestmögliche Objekt, das man sich »leisten kann«. Dabei ist der eigene Selbstwert abhängig von zu erbringender Leistung. Eine authentische Begegnung wird umso unwahrscheinlicher, je mehr die eigene Person inszeniert wird, und so erhält sich dieses System oft über lange Zeit selbst aufrecht. Denn alle Ansprüche an den Partner scheinen im Licht der eigenen Selbstdisziplin und des eigenen hohen Marktwerts gerechtfertigt. Das mag sogar richtig sein, aber genau diese Ansprüche garantieren keine gute Partnerschaft, sondern verhindern sie zu weiten Teilen.

Um dieser Entwicklung entgegenzuwirken, sollten Singles dieses Typs kritisch hinterfragen, was ihre Beweggründe sind, der Arbeit einen solch hohen Stellenwert beizumessen mit dem Preis, auf ein Privatleben verzichten zu müssen. Hilfreich ist dabei zu reflektieren, welche Bedürfnisse und Wünsche man hat – nicht im beruflichen Bereich – und wie viel man davon lebt und wie viel nicht. Zeigt die Bilanz, dass hier einiges nicht stimmig ist, sollten die Energien und Investitionen in Zukunft anders verteilt werden.

Die Anspruchsvolle hat dank ihrer vielen Freizeitaktivitäten und ihres großen Freundeskreises gute Chancen, Menschen kennenzulernen. Es gilt nun die richtigen Signale zu senden. Da sie sich unter Druck setzt, endlich auch ihr Privatleben perfekt zu gestalten, kann sie Gefahr laufen, beim Kennenlernen überstürzt und verkrampft zu wirken oder hochnäsig und kühl. Sie ist der Ansicht, dass sie so besonders ist, dass sie doch eigentlich nur noch gefunden werden müsste. Beim Flirten muss ihrer Meinung nach der andere den ersten Schritt machen. Das kann allerdings zur Krux werden, denn schließlich hat sie meist eine sehr selbstbewusste Ausstrahlung und signalisiert eine hohe Zufriedenheit mit sich selbst. Gerade das kann viele Außenstehende davon abhalten, die Initiative zu ergreifen, können sie doch nicht erahnen, dass es im Innersten der Anspruchsvollen vielleicht ganz anders aussieht. Das Umfeld erwartet nämlich von solchen Menschen sogar eher den ersten Schritt.

Fallen bei der Partnerwahl

Gerade das hohe Anspruchsdenken kann für die Anspruchsvolle zur Falle werden. Sie neigt bei der Partnerwahl zum Katalogdenken, das heißt, sie hat bei der Suche sehr festgelegte Vorstellungen von einem Partner und ist wenig kompromissbereit. Da sie ansonsten erfolgreich ist und in ihrem Leben materiell und finanziell einiges erreicht hat, möchte sie einen Partner auf gleicher Augenhöhe. Aufgrund ihrer hohen Ansprüche verkleinert sich allerdings die Auswahl auf dem Partnermarkt.

Wie beschrieben sind anspruchsvolle Singles, abgesehen von der Sehnsucht nach einem Partner, rundum zufrieden. Im ersten Eindruck können sie nur so vor Selbstbewusstsein strotzen. Doch bei näherem Kontakt und gerade zu einem Zeitpunkt, da Gefühle eine Rolle zu spielen beginnen und man sich öffnet, können Unsicherheiten und Angst vor Unvollkommenheit auftreten. Der Grund kann darin liegen, dass – wie oben beschrieben – unter der selbstbewussten Schale ein eigentlich sensibler, unsicherer, bedürftiger und verletzlicher Kern steckt. Um diesen zu schützen, haben sich viele anspruchsvolle Singles eine souveräne Fassade zugelegt. Dabei fühlt sich dieser Single-Typ beim Flirten oft schüchtern, hat Angst vor Zurückweisung und äußert Befürchtungen, den Anforderungen des anderen nicht gerecht werden zu können.

Bemerkbar macht sich dies in einem unklaren Beziehungsangebot, das der potenzielle Partner wahrnimmt. Zum Teil wirkt die Anspruchsvolle sehr von sich selbst überzeugt und sicher, zum anderen wenig verbindlich und unzugänglich. So scheut sie häufig das Risiko der Kontaktaufnahme, will nicht zu viel von sich zeigen und schützt sich auf diese Weise vor Verletzungen und Enttäuschungen.

Diese Ambivalenz kann eine zusätzliche Problematik in sich bergen. Der anspruchsvolle Single ist lange Zeit sehr selbstständig durchs Leben gegangen, hat sich beruflich durchgesetzt und immer wieder Stärke gezeigt. Besonders im beruflichen Kontext wird diese Rolle von ihm gefordert, und es herrscht wenig Toleranz gegenüber Schwächen. Um sich nicht angreifbar zu machen, werden Bedürfnisse wie der Wunsch, sich an jemanden anzulehnen oder sich schwach zu zeigen, verdrängt und vor der Umwelt verborgen.

Gerade die vordergründig selbstbewusste Ausstrahlung und Eigenschaften wie Stärke und Unabhängigkeit werden von jenen Menschen als anziehend empfunden, die nach Halt und starken Armen suchen, in denen sie sich geborgen fühlen können. Doch die Anspruchsvolle verspürt durchaus selbst das Bedürfnis, die Rolle der Starken abzustreifen und sich einmal fallen lassen zu können. Diese Diskrepanz kann zu Irritationen führen. Denn plötzlich soll der Partner, der selbst nach Anlehnung sucht, den vermeintlich Starken halten und stützen. Daher ist es für diesen Singletypen ratsam, sich auch seiner innersten Bedürfnisse bewusst zu werden und diese so weit in das Selbstbild zu integrieren, dass sie auch von der Umwelt authentisch wahrgenommen werden können.

Warum frühere Beziehungen vielfach gescheitert sind, begründen Anspruchsvolle häufig damit, dass keine gemeinsamen Perspektiven vorhanden waren. Deshalb sollten sie bei einer neuen Partnerschaft besonders darauf achten, eine tiefgehende Verbindlichkeit herzustellen, indem gemeinsame Ziele frühzeitig entwickelt und umgesetzt werden. Es gilt, nicht nur im Beruf Kompetenz und Erfahrung zu entwickeln, sondern ebenso Energie und Engagement in die Beziehungsgestaltung zu stecken. Denn letztendlich ist sie doch für die meisten von uns die Tür zum ganzheitlichen Glück.

6. Traumprinz oder Kompromisspartner?

Wer sich vom Traumprinz verabschiedet, geht zunächst dem eigenen Empfinden nach einen Kompromiss ein. Mit zunehmender gemeinsamer Beziehungserfahrung wird die Befürchtung, einen Kompromiss zu leben, jedoch im besten Fall dem Gefühl weichen, in einer befriedigenden, erfüllenden und dauerhaften Partnerschaft zu leben. Die Tipps in diesem Kapitel sollen Ihnen dabei helfen.

Einen Kompromisspartner wählen

Grundvoraussetzung für eine befriedigende Beziehung ist, dass Sie sich Ihrer eigenen emotionalen Wünsche, Bedürfnisse und Fähigkeiten bewusst werden. Dass Sie wissen, welche Ansprüche Sie an eine Beziehung knüpfen und was Sie investieren können und wollen. Versuchen Sie, Ihren Gedankengängen eine andere Richtung zu geben: Suchen Sie nicht nach dem Traumpartner, mit dem eine Beziehung eventuell klappen wird, sondern suchen Sie den Partner, mit dem Ihre Traumbeziehung funktionieren wird.

Durchbrechen Sie, wenn nötig, die gewohnten Muster: Bewusste und unbewusste Denk- und Verhaltensmuster, die uns beeinflussen, sind schwer aufzuspüren, zu erkennen und zu verändern. Sich überhaupt mit diesen Mustern zu beschäftigen, ist ein erster Schritt in Richtung Veränderung. Wer sich intensiv mit den unterschiedlichen Thesen zur Partnerwahl beschäftigt, hat bereits damit begonnen.

Viele Schlüsselreize, auf die wir bei der Partnerwahl reagieren, haben wir beispielsweise in unserer Kindheit aufgeschnappt. So fand Dr. Anthony Little von der St. Andrews Universität in Schottland heraus, dass sich Frauen vor allem Männer aussuchen, die ihrem Vater oder einer anderen nahen Bezugsperson aus der Kindheit ähneln. Das kann die Haarfarbe sein, die Augenfarbe, die Stimme – aber genauso ein Bart oder sogar ein Kleidungsstück, das Ihnen besonders positiv in Erinnerung geblieben ist. Verhaltensweisen gehören ebenso dazu: Lieber schweigen als reden oder plötzliche Rückzugsversuche in schwierigen Situationen. Sogar als negativ beurteilte Eigenschaften können ein Gefühl von Vertrautheit schaffen – und darauf fallen wir herein.

Wenn Sie sich klarmachen, auf welche Schlüsselreize Sie bisher reagiert haben, vielleicht der väterlich-fürsorgliche Stil, der Ihnen zwar Schutz bietet, Sie aber auf Dauer immer eingeengt hat, oder der selbstsichere Auftritt, der Sie Ihre eigene Schüchternheit überwinden lässt, Ihnen jedoch auf Dauer unglaublich penetrant vorkam, dann wagen Sie es doch mal, genau diese Reize zu umschiffen. Sie sollen sich deshalb nicht testweise mit jemandem einlassen, der Sie völlig kaltlässt, aber gehen Sie bei der Partnerwahl doch auch mal andere Wege. Wer wenig spricht, ist womöglich ein guter Zuhörer, und vielleicht ist es genau das, was Ihnen in Ihrer letzten Beziehung mit dem hinreißenden, aber anstrengenden Small-Talk-Spezialisten gefehlt hat. Riskieren Sie bewusst einen zweiten Blick auf Aspekte, die Sie zuvor nicht beachtet haben.

Nach Erreichbarem streben

Ein Paradebeispiel für perfektionierte, unbewusste Beziehungsverweigerung ist, sich für Partner zu begeistern, die im Grunde unerreichbar sind, beispielsweise, wenn sie bereits verheiratet sind, weit entfernt leben oder sich niemals für einen selbst interessieren würden. Aber eben auch dann, wenn sie im Vergleich zum eigenen Marktwert als Traumprinz am entgegengesetzten Ende der »Nahrungskette« anzusiedeln sind.

Das Raffinierte an den in solchen Situationen ganz besonders intensiven emotionalen Höhenflügen ist, dass sie nur deshalb möglich sind, weil unser Unterbewusstsein längst weiß, was wir noch nicht eingesehen haben: Aus dieser Konstellation kann nichts werden. Egal wie sehr wir uns anstrengen würden, diese Nuss können wir nicht knacken. Und nur deshalb investieren wir Emotionen ohne Einschränkung, schließlich müssen wir nicht befürchten, uns der Realität dieser Beziehung jemals stellen zu müssen. Der Grund hierfür ist häufig Angst, die wir selbst nicht wahrhaben wollen. Nämlich die Angst, sich auf eine Partnerschaft einzulassen, sich zu öffnen und dabei Gefahr zu laufen, verletzt zu werden. Manchmal steckt sogar das Gefühl dahinter, es selbst nicht wert zu sein, eine Beziehung zu haben, es nicht wert zu sein, geliebt zu werden. Peilt man nur Partner an, die unerreichbar sind, so lassen sich dadurch negative Gefühle vermeiden. Denn man muss in der Realität nicht erleben, für das, was man ist, geliebt oder eben abgelehnt zu werden.

Das Angenehme daran: Die Schuld, dass aus einer Beziehung nichts wird, tragen so immer die anderen. Dabei waren wir doch so verliebt, haben uns so viel Mühe gegeben und hätten dem anderen die Sterne vom Himmel geholt. In Wirklichkeit hätte nichts und niemand an der schlechten Ausgangslage etwas ändern können, denn das Problem sind wir und nicht die anderen. *Wir* hätten etwas ändern sollen. Nämlich den Blick auf die Realität schärfen und den Mut aufbringen, uns mit Menschen einzulassen, die tatsächlich bereit sind zu einer Beziehung mit uns.

Und wie findet man diese Menschen? Stellen Sie sich vor, Sie wären auf einer Tanzveranstaltung, auf der Sie sich zunächst auf der (gut gefüllten) Tanzkarte Ihres Traumpartners eintragen müssen, bevor Sie mit ihm übers Parkett wirbeln dürfen. Sie ärgern sich, dass schon wieder einige andere schneller waren als Sie, und spähen nach einem vergleichbaren Ersatz. Auch dieser Mann hat bereits einige Verehrerinnen. Genau wie die beiden nächsten. Entnervt wollen Sie die Veranstaltung verlassen. Als Sie an der Garderobe Ihre Jacke holen, fällt Ihnen zum ersten Mal ein, dass Sie gar nicht auf Ihrer eigenen Tanzkarte nachgesehen haben, ob sich vielleicht jemand bei Ihnen eingetragen hat.

Wenn Sie sich immer wieder vorkommen, als würden Sie im Schatten Ihres Traumpartners stehen, dann drehen Sie sich doch einmal um und sehen nach, wer denn in Ihrem Schatten steht. Sollte Ihr erster Gedanke jetzt sein: »Das lohnt nicht, da warten sowieso wie immer nur Nieten«, dann könnte Ihr Selbstbewusstsein eine kleine Auffrischung gebrauchen. Sich einerseits in unerreichbare Partner zu verlieben und umgekehrt alle potenziellen Partner als ungeeignet zu bewerten, nur weil diese sich für einen interessieren, ist weit verbreitet. Groucho Marx soll gesagt haben: »Es würde mir nicht im Traum einfallen, einem Klub beizutreten, der bereit wäre, jemanden wie mich als Mitglied aufzunehmen.« Der Satz ist witzig, aber als Lebensmotto ein Ticket für viele einsame Tage und Nächte.

Sich für Neues öffnen

Sobald Sie sich entschlossen haben, nicht mehr auf den Traumprinzen zu warten, werden sich Ihnen viele neue Möglichkeiten eröffnen. Einige davon lehnen Sie im ersten Moment vielleicht kategorisch ab, doch oft lohnt ein zweiter Blick. Mancher Casanova tut nämlich nur so, und warum nicht einmal einen langjährigen Arbeitskollegen daten. Natürlich sollten Sie keinesfalls etwas erzwingen oder sich auf jemanden einlassen, dessen Lebensmotive mit den Ihren völlig inkompatibel sind, aber manchmal liegt man mit dem ersten Eindruck eben doch daneben.

1. Der gute Kumpel: Tausendmal ist nichts passiert, dann hat es plötzlich doch gefunkt. Es kann am Arbeitsplatz passieren, im Sportverein oder auf der Geburtstagsparty einer Freundin: Jemand, den Sie seit Jahren kennen und schätzen, wirbelt Ihr Herz und Ihren Hormonhaushalt durcheinander. Sie wissen nicht, was passiert ist, ob es ein Lächeln war, eine zufällige Berührung, die Art, wie er heute »Guten Morgen« gesagt hat – aber Sie nehmen ihn seitdem nicht mehr nur als Kollegen oder guten Freund wahr, sondern als potenziellen Kandidaten für eine Beziehung. Wer nach dem Traumprinz sucht, schweift häufig in die Ferne und übersieht so vielleicht, dass das Gute doch so nah ist, wie der Volksmund sagt. »Aber hat eine solche Beziehung überhaupt Chancen?«, fragen Sie sich vielleicht. Schließlich wissen Sie so viel voneinander, haben gegenseitig Beziehungen kommen und gehen sehen, und jetzt soll sich das Liebestheater ausgerechnet mit einer solch vertrauten Person wiederholen? Warum denn nicht? Bedenken Sie, dass wir uns besonders zu Menschen hingezogen fühlen, die uns ein Gefühl von Vertrautheit vermitteln.

2. Arbeit ist sein ganzes Leben: Solche Menschen sind Ihnen suspekt, und Sie fürchten, dass Sie in einer Beziehung mit einem Workaholic immer zu kurz kommen werden und dass die wenigen gemeinsamen Momente schnell von Diskussionen über die Freizeitgestaltung dominiert werden. Darunter leidet die Romantik, und mit nicht eingelösten Versprechen kommt der Frust. Doch auch mit scheinbar immer und überall arbeitenden Menschen lässt sich eine Beziehung führen – vor allem, wenn beide Partner bereit sind, sich aufeinander einzulassen. Einem echten Workaholic erklären zu wollen, dass das Leben nicht nur aus Arbeit und Karriere besteht, ist natürlich ein schwieriges Unterfangen. Doch häufig stürzen sich gerade Männer unbewusst in ihren Job, wenn sie sich emotional nicht sicher fühlen. Das Büro wird dann zum Fluchtpunkt. Und gerade hier lässt sich ansetzen, denn durch das Gefühl von Geborgenheit und Sicherheit können Sie ihn Ihre Beziehung als etwas Bereicherndes erfahren lassen. Damit das klappt, sollten Sie feste Termine vereinbaren, bei denen es keinesfalls nur um Beziehungsaufbereitung gehen darf, sondern wo Sie gemeinsam Dinge erleben, die ihn den ächzenden Schreibtisch leicht vergessen lassen.

3. Ein großer Altersunterschied: Während es bisweilen sogar Bewunderung hervorruft, wenn ein älterer Mann eine jüngere Frau als Partnerin vorstellt, ist umgekehrt eine ältere Frau mit einem jüngeren Mann eher Anlass für Anfeindungen. Vor allem, wenn Sie altersmäßig über zehn Jahre auseinanderliegen, werden Sie lernen müssen, trotz der Kommentare der Außenwelt Ihre Beziehung mit dem nötigen Optimismus anzugehen. Schwierigkeiten wird es geben, das werden Sie nicht leugnen können. Bei näherer Betrachtung werden sich jedoch viele vermeintliche Probleme nur als Problemchen herausstellen: Die Kinofilme, für die Sie in seinem Alter schwärmten, kennt er vielleicht nicht einmal; außerdem wittern Sie auf jeder Party eine jüngere, attraktivere Konkurrentin, die ihm den Kopf verdreht – und Sie würden es ihm nicht einmal verdenken können.

Am Verständnis für die unterschiedlichen Lebensphasen, die mit anderen Bedürfnissen und Interessen einhergehen, müssen Sie vermutlich weniger hart arbeiten als an Ihrem eigenen Selbstbewusstsein. Konzentrieren Sie sich nicht so sehr darauf, wie Sie in seiner Situation reagiert hätten oder das heute tun würden: Lassen Sie sich lieber erneut auf Dinge ein, die Sie längst für sich abgeschrieben haben, und freuen Sie sich darüber, wenn ihre »alten« Denkstrukturen durch »junge« Ideen aufpoliert werden.

4. Der Casanova: Männer mit Vergangenheit sind Ihnen suspekt? Das ist verständlich, denn wenn Sie sich die lange Liste seiner Exfreundinnen ansehen, befürchten Sie, dass Sie bald genauso abgeschrieben sein könnten. Doch nicht jeder Casanova ist auch ein hoffnungsloser Fall. Ein aussagekräftiges Indiz, mit wem Sie es zu tun haben, ist die Art und Weise, wie er sich von Ihren Vorgängerinnen getrennt hat. Leider gibt es nämlich keinen Grund anzunehmen, dass er sich bei Ihnen ganz anders verhalten wird, wenn er bereits vor Ihnen einem bestimmten Muster gefolgt ist.

Doch vielleicht ist Ihre Sorge unbegründet, und er ist nur ein typischer Vertreter jener unsicheren Männer, die ihr mangelndes Selbstbewusstsein hinter einem Casanova-Gebaren verbergen. Diese Männer überspielen mit ihren Bekanntschaften die eigene Unsicherheit. Zeigen Sie ihm, dass er das gar nicht nötig hat. Geben Sie ihm durch Ihr Vertrauen in Ihre Beziehung das Maß an Selbstbewusstsein, das er anderswo vermisst.

5. Die Wochenendbeziehung: Sie haben übers Internet einen hinreißenden Mann kennengelernt. Er hat nur einen einzigen Schönheitsfehler: Er wohnt 300 Kilometer von Ihnen entfernt und kann die Stadt derzeit nicht wechseln. Sie fragen sich: »Kann eine Beziehung über große Entfernungen überhaupt funktionieren?« Distanzbeziehungen sind schwierig und erfordern viel Arbeit von beiden Partnern. Verlässlichkeit und Vertrauen sind hier besonders gefragt. Verabredungen, die getroffen wurden, sollten so selten wie möglich abgesagt werden. Manchen Paaren helfen kleine Rituale, um Nähe und Geborgenheit zu finden, beispielsweise bei der Ankunft am Wochenende, oder feste Termine für Telefonate oder für eine günstige Videochat-Konferenz übers Internet. Wenn Sie gemeinsame Unternehmungen rechtzeitig im Voraus planen, ersetzen Sie die fehlende Spontaneität durch Vorfreude. Manchmal hilft es, sich die Vorteile einer Fernbeziehung vor Augen zu rufen: Routine und Langeweile werden beispielsweise nie Probleme darstellen. Auch wird Ihre Beziehung nicht durch Alltäglichkeiten belastet, denn Sie wollen Ihre gemeinsame Zeit lieber mit- und füreinander verbringen. Schärfen Sie den Blick für das Positive an Ihrer

Situation, damit Sie nicht von den Nachteilen begraben werden.

6. Der Eigenbrötler: Freiraum ist ihm wichtig. Sobald Sie ihm zu nahekommen, tritt er den Rückzug an. Manchmal haben Sie sogar das Gefühl, er würde vor Ihnen flüchten. Vielleicht macht er das wirklich, dann sollten Sie versuchen herauszufinden, in welchen konkreten Situationen sein Fluchtreflex einsetzt. Möglicherweise hat dieser gar nichts mit Ihnen zu tun, sondern ist nur ein Überbleibsel aus früheren Beziehungserfahrungen. Viele Menschen gehen auf Distanz, wenn Druck auf sie ausgeübt wird. Allerdings versteht nicht jeder die Wünsche seines Partners nach Nähe bereits als Druck. Auf keinen Fall werden Sie ihm näherkommen, indem Sie Ihre Anstrengungen intensivieren. Das erhöht nur den Druck und damit sein Bedürfnis nach Rückzug. Vereinbaren Sie Freiräume, wie beispielsweise Abende, die Sie ohne Erklärungen beide allein verbringen. Lassen Sie die Leine so lang wie möglich und verabreden Sie ein Signal, das er wie einen Panikknopf aktivieren kann und mit dem er Ihnen – ohne Angst haben zu müssen, Sie zu verletzen – mitteilt, wenn es gerade wieder »zu eng« für ihn wird. Hilfreich kann ebenfalls sein, wenn Sie ihm Ihre eigenen Ängste vor zu viel Nähe mitteilen. Da er Sie als Rückzügler bei solchen Nähe-Distanz-Auseinandersetzungen als die Stärkere erlebt, weiß er vielleicht gar nicht, dass Sie ähnliche Bedürfnisse haben.

Die rosarote Brille aufsetzen

Wenn sich Menschen ineinander verlieben, dann sehen sie meist nur die positiven Seiten des anderen. Mit der Zeit wird sich dieser Blickwinkel jedoch ändern, und häufig sehen wir dann statt der Dinge, in die wir uns verliebt haben, vor allem Dinge, die uns stören. Wer diese Erfahrung häufig gemacht hat, sollte einmal einen Trick versuchen, den die amerikanische Beziehungsforscherin Sandra Murray als »positive Illusion« bezeichnet hat. Sie fand nämlich heraus, dass eine Überschätzung des Partners gut für die Beziehung ist. Wer denkt, er habe den Richtigen gefunden, ist ganz klar zufriedener. Wichtig dabei ist, seinen Partner positiver wahrzunehmen, als dieser sich selbst und seine Umgebung ihn sieht. Beim Kennenlernen bedeutet das, sich auf die positiven Eigenschaften des potenziellen Partners zu konzentrieren und der Versuchung zu widerstehen, sich sofort auf Fehler zu stürzen, die man womöglich bei vorherigen Partnern bemerkt hat oder die man bei sich selbst vermutet. Nach der eigentlichen Kennenlernphase sollte man versuchen, sich die positiven Aspekte immer wieder vor Augen zu führen und die negativen ganz bewusst herunterzuspielen.

Ihr Partner wird es Ihnen danken – solange Sie dabei nicht unrealistisch werden. Ein Problem kann diese Taktik bei Menschen mit einem geringen Selbstwertgefühl darstellen, denn diese glauben Ihnen vermutlich die rosarote Brille nicht und fühlen sich rasch überschätzt oder nicht ernst genommen.

Wie Sie testen können, ob Ihr positiver Blick noch stimmt: Rufen Sie sich in Erinnerung, wie es war, als Sie Ihren Partner kennengelernt haben. Sind Ihre Erinnerungen positiv – oder bewerten Sie diese Erfahrungen im Nachhinein als negativ? Paare, die in Studien solche Erinnerungen negativ bewerteten, hegten bereits erste Trennungsgedanken. Im Gegenzug unterschätzen glückliche Paare häufig die Probleme, die zu einer Trennung führen könnten.

Neben der rosaroten Brille existiert also auch eine schwarze Brille. Bis zu einem gewissen Punkt können Sie natürlich selbst entscheiden, mit welcher von beiden Sie Ihren Partner betrachten wollen. Keine von beiden liefert ein wirklichkeitsgetreues Abbild der Welt, sondern nur Ihre eigene subjektive Wahrnehmung.

Auf die Achterbahn verzichten

Ist Ihr Wunschpartner jemand, der Ihnen filmreife Wechselbäder an Gefühlen verschafft, dann hinterfragen Sie doch einmal, warum Ihnen diese starken und wechselnden Emotionen so wichtig sind – und ob es nicht eine Alternative gibt. Zu einer Beziehung gehören Höhen und Tiefen, keine Frage. Für manche Menschen ist jedoch die erste Verliebtheit häufig eine brachiale Achterbahnfahrt der Gefühle. Kommt eine liebevolle SMS aufs Handy, erreicht die Stimmung ihren Zenit, meldet er sich einen Tag lang nicht, fällt sie in den Keller. »Ohne die Tiefen kann ich die Höhen gar nicht genießen«, behaupten viele, und möglicherweise haben sie damit sogar Recht. Doch die Grenze zum Leiden ist fließend. Wenn Sie häufig solche Gefühlsschwankungen erleben, sollten Sie sich fragen, was unter dem Strich herauskommen würde, wenn Sie die Höhen und Tiefen gegeneinander aufwiegen. Eine gerade Mittellinie? Oder ist die Linie vielleicht eher im unteren als im oberen Bereich angesiedelt? Und verbleibt diese Linie konstant in einer Horizontalen oder steigt bzw. sinkt sie womöglich?

Wenn Sie zu den Menschen gehören, die glauben, dass eine Partnerschaft wachsen kann, können Sie es auch einmal mit einem Partner versuchen, der bei Ihnen zunächst nicht diese Höhen und Tiefen auslöst, sondern der eine dauerhaft ansteigende Gefühlslinie erzeugt. Möglicherweise werden Sie zunächst denken, dass Ihnen etwas fehlt. Doch das sind nur die extremen Ausschläge. Mit etwas Geduld und Glauben an sich, Ihren Partner und Ihre Beziehung werden Sie es schaffen, sozusagen aus Gefühlen auf einem mittleren Niveau gemeinsam Emotionen wachsen zu lassen, die ein sehr hohes Niveau erreichen – und das ohne die Schwankungen, die Sie unter dem Strich weniger glücklich gemacht haben.

Wem das zu mathematisch klingt: Die Psychologin und Soziologin Eva Wunderer vertritt die Ansicht, dass die Paare am zufriedensten sind, die von Anfang an eine gewisse Passung verspürt haben und danach gemeinsam an ihrer Beziehung gearbeitet haben. Das bedeutet für die Partnerwahl: Wichtig ist, dass Sie und Ihr Partner in Ihrer Erwartungshaltung ähnlich sind.

Loslassen und Altlasten entsorgen

Unser Bild vom Wunschpartner hat sehr viel mit Erfahrungen zu tun, die wir in früheren Beziehungen erleben konnten. Manche Situationen wollen wir keinesfalls erneut erleben, andere versuchen wir zumindest zu vermeiden – oder wir suchen im Gegenteil nach jemandem, mit dem sich frühere Situationen nachahmen lassen. Wer sich sehr stark, ob bewusst oder unbewusst, von nicht verarbeiteten Beziehungserfahrungen leiten lässt, wird schnell feststellen: »Je mehr Beziehungserfahrungen wir machen, umso schwerer werden die Pakete, die wir mit uns herum- und in die nächste Beziehung schleppen. Irgendwann braucht man einen Umzugswagen.«

Wir wissen, dass mit jeder Beziehung das Bild von unserem Idealpartner konkreter und detaillierter wird. Das bedeutet jedoch keineswegs, dass Sie Ihren neuen Partner mit nicht verarbeiteten Problemen aus vorangegangenen Beziehungen konfrontieren müssen. Er hatte damit nämlich überhaupt nichts zu tun. Wer beispielsweise von einem früheren Partner häufig betrogen wurde, wird sicher beim Nachfolger höchst aufmerksam auf plötzliche SMS-Mitteilungen oder nächtliche Internet-Chat-Abenteuer reagieren. Was geschieht? Sie beurteilen neue Erfahrungen an der Messlatte von alten – die noch dazu mit einem ganz anderen Menschen gemacht wurden.

Das ist meist nicht böse gemeint, sondern oft ein Indiz dafür, dass die vorangegangene Beziehung nicht vollständig verarbeitet wurde. Viele Menschen neigen dazu, sich am Ende einer Partnerschaft unmittelbar in eine neue zu stürzen, um den Trennungsschmerz nicht spüren zu müssen und sich abzulenken. Das mag kurzfristig Erleichterung und Ablenkung schaffen, führt aber auf Dauer zum oben erwähnten Umzugswagen-Syndrom. Auch ist es der neuen Beziehung gegenüber nicht fair, sich mit solchen Altlasten zu präsentieren. Unterschwellig brodelt noch die alte Beziehung, und deren Verdrängung raubt der neuen Liebe die Energie.

Loslassen und Verlustbewältigung sind harte Brocken für die menschliche Psyche. Wenn wir in früher Kindheit uns von unseren Eltern alleingelassen fühlten, erschütterte das die Grundfesten unserer kleinen Welt. Unserem Organismus fehlten dann Botenstoffe, und eigentlich waren wir auf Entzug. Dazu kam dann noch die Angst, alleine zu sein und zu bleiben. Für unsere Bindungsstile und Bindungssicherheit sind derartige Erlebnisse prägende Faktoren. Wenn wir erwachsen sind, reagieren wir auf Verlust genauso wie als Kinder, vielleicht sind die Reaktionen etwas kontrollierter, doch sowohl Entzugserscheinungen als auch die Angst spüren wir ebenso stark. Wichtig ist, sich klarzumachen, dass dies eine völlig normale menschliche Reaktion ist, derer sich niemand schämen muss und die genauso traumatisch erlebt werden kann nach der Beendigung einer Affäre wie nach einer langen Beziehung. Lassen Sie sich in einer solchen Situation nicht von Freunden helfen, die die Bedeutung Ihres Verlustes durch Vergleich mit vorgeblich tragischeren Geschehnissen herunterspielen. Das führt leicht dazu, dass Sie die typischen Trennungs- und Verlustphasen abkürzen oder gar überspringen – und eben dann Ihren neuen Partner mit reichlichen Vergangenheitsbewältigungsproblemen konfrontieren. Wenn Sie zu solchen Reaktionen neigen: Trauerphasen brauchen Raum und Zeit. Sie haben überdies Ihre positiven Seiten: Sie selbst sind in dieser Zeit sehr nah an Ihren Gefühlen, erleben diese sehr intensiv, und wenn Sie sie durchlebt haben, empfinden Sie neue Stärke, und Ihre Persönlichkeit hat sich weiterentwickelt.

7. Die häufigsten Beziehungsfallen

Die Traumprinz-Falle lauert nicht nur in der Kennenlernphase, sondern ebenso in einer Beziehung. Sie kann beispielsweise zugeschnappt sein, als Sie nach anfänglicher Begeisterung für Ihren neuen Freund plötzlich ausschließlich dessen Fehler sahen (und suchten). Sie haben dann zwar keinen Traumprinzen an Ihrer Seite, aber Sie vergleichen eine reale Person mit einem unrealistischen Bild – und neben diesem wird jeder Mann schlecht aussehen. Die folgenden Tipps sollen Ihnen helfen, solche Abläufe frühzeitig zu erkennen und dagegenzusteuern.

Beim nächsten Mann wird alles besser

Für eine dauerhafte Beziehung bedarf es der Zufriedenheit und der Stabilität. Immer wieder hören und lesen wir: »Eine echte Liebesbeziehung ist harte Arbeit« oder »Jeden Tag müssen wir uns unsere Ehe neu erkämpfen.« Das klingt wenig verlockend. Wir wollen viel lieber hören, dass die Schmetterlinge flattern, bis dass der Tod uns scheidet, dass das Kribbeln im Bauch nie nachlässt und die erotische Spannung stetig steigt. Die Folge ist: Die meisten Menschen glauben beharrlich, es müsse nur die oder der Richtige kommen, damit all dies in Erfüllung geht. Wenn das Kribbeln irgendwann aufhört, dann gehen wir davon aus, dass er wohl der Falsche war. Innerhalb einer Beziehung zieht jeder Partner immer wieder Bilanz: »Was gebe ich? Was bekomme ich dafür?« Und wenn die Rechnung nicht zu unserer Zufriedenheit ausfällt, fragen wir uns: »Soll ich vielleicht in einen anderen Partner investieren?«

Eigentlich wissen wir es, aber abgefunden haben wir uns noch nicht damit: Das Märchen vom Traumprinzen ist eben nur ein Märchen. Vielleicht eine Projektion. Oder eine Sehnsucht. Aber leider nicht real. Und die Traumprinz-Falle hindert uns daran, uns auf manchen passenden Partner einzulassen, weil wir denken, der noch besser Passende warte in den virtuellen Ecken des Internets oder irgendwo im U-Bahn-Netz.

Was macht uns dessen eigentlich so sicher? Keiner von uns kann in die Zukunft schauen. Wir gehen vielleicht zum Handlesen auf den Jahrmarkt, wir amüsieren uns über eine passende oder nicht passende Interpretation der Wahrsagerin, manchmal fürchten wir uns vor ihrer Prognose, manchmal wünschen wir uns, sie würde tatsächlich eintreffen. Aber eigentlich halten wir alles für Humbug.

Erstaunlich, wie hellseherisch wir aber uns selbst beurteilen, wenn es um die Partnerwahl geht. »Beim nächsten Partner wird alles anders«, sagen wir uns. Das ist ganz sicher richtig, schließlich sind wir alle unterschiedlich. Wir meinen jedoch, und manche sagen das auch gleich: »Beim nächsten Partner wird alles *besser*!«

Liebe ist nicht gleich Liebe

Was ist denn nun eigentlich Liebe? Wir wissen, dass dieses Gefühl mit chemischen Prozessen in unserem Körper zu tun hat. Doch wie erklären wir selbst Liebe? Kaum jemand wird dies mittels der Botenstoffe tun, die irgendwo im Körper erzeugt werden und dann irgendwo im Körper andocken. Wir verfügen auch ohne dieses Wissen durchaus über konkrete Vorstellungen von Liebe. So konkret, dass sich diese von Mensch zu Mensch unterscheiden können. Wenn zwei Menschen von Liebe sprechen, bedeutet dies nämlich beileibe nicht, dass sie beide das Gleiche meinen.

Der kanadische Soziologe John Alan Lee hat die häufigsten Definitionen von Liebe gesammelt, ausgewertet und zusammengefasst. Dabei kam er auf sechs Liebesstile, wobei die wichtigste Erkenntnis weniger in der unterschiedlichen Auslegung des Begriffs Liebe besteht, sondern in der Tatsache, dass es ein richtiges oder falsches Verständnis von Liebe gar nicht geben kann, zu individuell sind die Vorstellungen.

Die sechs Liebesstile sind im Einzelnen:

1. Die romantische Liebe (Eros) spricht vor allem Menschen an, bei denen das Gefühl der Verliebtheit im Vordergrund steht. Der romantisch Verliebte empfindet den Partner als attraktiv und sexy, will mit ihm möglichst oft und möglichst nah zusammensein, mit ihm alle Empfindungen, Erinnerungen und neue Erfahrungen teilen können. Er glaubt häufiger an die Liebe auf den ersten Blick als andere.

2. Die besitzergreifende Liebe (Mania) benennt eine Form, die weiter reicht als die romantische Liebe. Sie stellt den Partner in den Mittelpunkt des Lebens. Das geliebte Wesen scheint perfekt. Die sexuelle Anziehung ist sehr stark. Ohne die geliebte Person zu leben scheint unvorstellbar. Eifersucht wird bei der besitzergreifenden Liebe als schmerzhafte Zugabe mitgeliefert.

3. Die freundschaftliche Liebe (Storge): »Tausendmal berührt, tausendmal ist nix passiert. Tausend und eine Nacht, und es hat ZOOM gemacht!«, singt Klaus Lage. Er beschreibt damit anschaulich, wie eine freundschaftliche Liebe aus einer längeren Bekanntschaft heraus entsteht. Die Beziehung baut sich über gemeinsame Interessen, ähnliche Wertvorstellungen und gemeinsame Freizeitaktivitäten auf. Die sexuelle Anziehungskraft entwickelt sich im Laufe der Zeit.

4. Die spielerische Liebe (Ludus), das klingt für viele Menschen zunächst wie eine emotionale Entschuldigung für viele wechselnde Partner und Affären. Dieser Liebesstil steht für sexuelle Freiheit und Ungebundenheit. Es geht um den Spaß und alle Vorteile – aber ohne die Verpflichtungen, die als Nachteil gewertet werden. Wer sich zur spielerischen Liebe bekennt, kommt gut damit klar, auch nur für eine Nacht zu lieben.

5. Die pragmatische Liebe (Pragma) ist die Grundlage einer Vernunftehe. Kinderwunsch oder ökonomische Überlegungen dominieren hier vor Gefühl und Romantik. Wer die pragmatische Liebe sucht, hat von den Eigenschaften seines künftigen Partners meist klare Vorstellungen, wobei es hier natürlich kaum um romantische Überlegungen geht.

6. Die altruistische Liebe (Agape) kann bis zur völligen Selbstaufgabe gehen. Das Glück der geliebten Person steht hier über dem eigenen Wohl. Die Hilfsbereitschaft kann auf Kosten der eigenen Interessen gehen, nicht nur einige Male, wie dies in jeder Beziehung vorkommen kann, sondern als durchgängiger Liebesstil.

Die Ruhr-Universität Bochum[11] hat sich die sechs Liebesstile Lees näher angesehen, um herauszufinden, wie sich diese unterschiedlichen Formen der Liebe auf die partnerschaftliche Zufriedenheit auswirken. Ebenso wurde untersucht, ob sich die Formen im Laufe einer Beziehung ändern – und wenn ja, welche Auswirkungen dies hat. Die bei den Langzeitpaaren häufigsten Liebesformen waren die freundschaftliche und die besitzergreifende Liebe. Knapp dahinter

11 Ruhr-Universität Bochum »Enge Beziehungen. Langzeitstudie 1995–2005«.

auf Gleichstand folgten die romantische Liebe und die altruistische Liebe. Auf den letzten Plätzen fanden sich die pragmatische Liebe und weit abgeschlagen zuletzt die spielerische Liebe.

Das deutet darauf hin, dass die meisten Partnerschaften in erster Linie durch Toleranz und Vertrauen gekennzeichnet sind. Wobei Leidenschaft und Faszination für den Partner auch in einer langfristigen Beziehung offensichtlich erhalten werden können. Ebenfalls spielt Opferbereitschaft eine große Rolle, pragmatische Überlegungen spielen eine untergeordnete und das Verlangen nach sexueller Freiheit und das Ausleben von Abenteuern hingegen kaum mehr eine Rolle.

Besonders glücklich machen demnach die romantische Liebe, die freundschaftliche und die altruistische Liebe. Leidenschaft, Vertrauen und Opferbereitschaft tragen also besonders positiv zur partnerschaftlichen Zufriedenheit bei. Entsprechend stark sinkt jedoch diese Zufriedenheit, wenn die Romantik nachlässt und es zu einer Verringerung der gegenseitigen Akzeptanz und des Vertrauens kommt.

Interessant hierbei ist, dass John Alan Lee trotz Romantik und Leidenschaft der »Liebe auf den ersten Blick« nicht allzu viel zutraut. Nur ein geringer Prozentsatz von Paaren würde von sich behaupten, dass ihr jeweiliger Partner sie sozusagen umgehauen hat. In den meisten Fällen handelte es sich eher um Projektionen und Wunschvorstellungen, wie der Partner sein könnte oder sollte – nicht um die Realität. Das Tröstliche: In den Langzeitstudien ergab sich kein Hinweis darauf, dass Paare, die die »Liebe auf den ersten Blick« erlebt hatten, dauerhafter oder glücklicher zusammen gewesen wären als andere Paare. Der emotionale Rausch ist zwar etwas Schönes, und es lässt sich gut eine Beziehung darauf begründen, aber eine bessere Partnerschaft garantiert er nicht. Nach den Studien von Lee brauchen wir jedenfalls keinen Traumprinzen, dessen Blick uns sofort in Liebe und Leidenschaft erglühen lässt, um glücklich zu werden.

8. Was ist wichtig in einer Beziehung?

Statt an den Partner sollten Sie höchste Ansprüche an eine Beziehung stellen. Das klingt natürlich erheblich einfacher, als es ist, denn schnell schleichen sich dabei ebenso unerfüllbare Erwartungen ein.

Nachdem ich Ihnen dargelegt habe, worauf es nach wissenschaftlichen Erkenntnissen ankommt, um eine langfristige Beziehung führen zu können, soll es zum Abschluss nun darum gehen, ob sich diese Ergebnisse aus Studien und Laborsituationen tatsächlich mit den Erwartungen der Menschen in der Realität decken.

Lassen Sie uns hierzu drei aktuelle Befragungen vergleichen. »Wenn Sie an eine gut funktionierende Partnerschaft denken, welche Aspekte erscheinen Ihnen besonders wichtig?«, fragte Innofact im Auftrag der Partneragentur PARSHIP.de[12] zunächst einmal Singles. Anschließend wurden Frauen und Männern, die in einer Beziehung lebten, gefragt, ob sich diese Erwartungen der Singles an eine Beziehung in der eigenen Partnerschaft erfüllt hätten. Zum Abschluss werden wir die Ergebnisse vergleichen und uns ansehen, welche

12 PARSHIP/Innofact Single-Studie 2006.

dieser Erwartungen sich tatsächlich erfüllt haben und welche Bedeutung ihnen im Nachhinein zugesprochen wird.

Welche Erwartungen stellen Singles an eine Beziehung?

Angaben in Prozent	**Alle**	**Männer**	**Frauen**
Nähe zum Partner	86,1	85,1	87,3
Liebe und Romantik	86,4	86,0	86,9
Eigene Freiräume haben und geben	87,7	84,5	91,6
Die gemeinsame Wellenlänge	88,4	84,9	92,7
Treue	89,0	87,1	91,3
Gegenseitige Unterstützung	89,3	86,9	92,2
Respekt	93,0	89,4	97,6
Miteinander lachen können	93,6	91,7	96,0
Beiderseitiges Verständnis	94,0	93,3	94,9
Vertrauen	95,8	94,2	97,8

Ganz eindeutig geht hervor: Trotz der Omnipräsenz von Sex in unserer Medienwelt ist Singles die Lust so wichtig nicht, Sex schafft es nicht einmal in die Top Ten der Erwartungen an eine Beziehung. Abwechslungsreicher Sex war nur 60 Prozent der Befragten wichtig, regelmäßiger Sex immerhin 73 Prozent.

Ebenfalls keinen Spitzenplatz konnten die so häufig beschworenen gemeinsamen Interessen erreichen. Immerhin sind diese für 86 Prozent der Befragten sehr wichtig, doch wenn es dann darum geht, tatsächlich gemeinsam etwas zu unternehmen, bröckelt die Front deutlich. Nur noch 73 Prozent der Männer finden gemeinsame Unternehmungen wichtig und nur 79,8 Prozent der Frauen. Das Klischee, die Männer bräuchten Zeit für Aktivitäten im Rudel, stimmt vermutlich nicht. Nur 66 Prozent der Männer sind eigene Freizeitaktivitäten wichtig. Dagegen wollen 80,9 Prozent der Frauen in einer Beziehung gerne mal alleine zum Sport, in die Sauna, zum Shoppen oder zum Klönen mit der Freundin.

Jeder hört gerne den Satz »Ich liebe dich«, aber nicht jedem fällt es leicht, ihn auch zu sagen. Wie wichtig die gegenseitige Anteilnahme ist, ist selbst den Skeptikern klar. Dennoch hielten es nur 68 Prozent der Befragten für eine dauerhafte Beziehung wichtig, über den eigenen Schatten zu springen und dem Partner eben diese Worte zu sagen.

Dafür sind die eigenen Freiräume in einer Beziehung essenziell. Das sagen vor allem die Frauen. 91,6 Prozent wollen sich eine Partnerschaft anders gar nicht vorstellen. Männer empfinden das als weniger wichtig. Nur 84,5 Prozent stimmen dem zu.

Treue ist erwartungsgemäß den Männern mit 87 Prozent weniger wichtig als den Frauen mit 91 Prozent. Das gilt ebenso für gegenseitigen Respekt. Mit 97,6 Prozent ist dies sogar der zweitwichtigste Faktor für die Frauen, jedoch mit 8 Prozent weniger nur auf Rang vier bei den Männern.

Auf Platz eins steht Vertrauen: 97,8 Prozent der Frauen sagen, dass ohne Vertrauen eine langfristige Beziehung nicht möglich ist. Mit 94,2 Prozent liegen die Männer nur knapp dahinter.

Und wie sieht es bei den Personen aus, die in einer Beziehung leben? Die müssten es doch eigentlich wissen. Die Frage an sie lautete deshalb: »Wenn Sie an Ihre derzeitige Partnerschaft denken, inwiefern sind die folgenden Aspekte Ihrer Meinung nach in Ihrer Partnerschaft erfüllt?«

Welche Erwartungen wurden in meiner Beziehung erfüllt?

Angaben in Prozent	**Alle**	**Männer**	**Frauen**
Beiderseitiges Verständnis	70,0	70,4	69,5
Ein gemeinsames Ziel verfolgen	70,1	69,2	71,2
Eigene Freiräume haben und geben	72,0	69,6	75,2
Ein Gefühl von Sicherheit zu erhalten	72,3	70,8	74,3
Die gemeinsame Wellenlänge	73,0	72,6	73,4
Nachgehen eigener Interessen	75,0	73,0	76,9
Nähe zum Partner	75,7	76,6	74,5
Gegenseitige Unterstützung	76,3	77,6	74,5
Respekt	80,3	80,7	79,8
Miteinander lachen können	81,4	81,7	81,1
Vertrauen	84,0	83,2	85,1
Treue	85,9	84,4	87,7

Auffällig ist, dass die verpartnerten Männer und Frauen bei dieser Fragestellung deutlich homogener geantwortet haben als die Singles. Insgesamt spiegeln die Zahlen eine gewisse Ernüchterung wieder, im Schnitt sackten alle Aspekte der »Wunschliste« in Sachen Wichtigkeit für eine Partnerschaft gegenüber der erfüllten Realität um etwa zehn Prozent ab.

Wir bekommen nicht immer, was wir uns zunächst vorgestellt haben, das zeigt sich ganz klar beim Punkt Sexualität. Regelmäßigen Sex sehen nur 53,8 Prozent als erfüllt an, als abwechslungsreich würden ihn nur 54,1 Prozent beschreiben. Gemeinsame Aktivitäten stehen mit 53,9 Prozent nicht wirklich hoch im Kurs, eigene Freizeitaktivitäten allerdings mit 63,2 Prozent etwas höher. Liebe und Romantik sind mit 59,9 Prozent im unteren Mittelfeld, gegenseitige Liebesschwüre dagegen etwas höher mit 68,7 Prozent. Vertrauen und Treue liegen erneut auf den Spitzenplätzen mit 84 Prozent und 85,9 Prozent.

Welche Faktoren haben sich in einer Beziehung als wichtig erwiesen?

	Frauen		**Männer**	
Angaben in Prozent	Wichtig	Erfüllt	Wichtig	Erfüllt
Zeit für sich selbst zu haben	89,3	67,7	75,2	63,4
Gemeinsame Interessen	90,9	65,1	82,0	66,7
Treue	91,3	87,7	87,1	84,4
Eigene Freiräume haben und geben	91,6	75,2	84,5	69,6

Gegenseitige Unterstützung	92,2	74,5	86,9	77,6
Die gemeinsame Wellenlänge	92,7	73,4	84,9	72,6
Beiderseitiges Verständnis	94,9	69,5	93,3	70,4
Miteinander lachen können	96,0	81,1	91,7	81,7
Respekt	97,6	79,8	89,4	80,7
Vertrauen	97,8	85,1	94,2	83,2

Im Vergleich werden vor allem die unterschiedlichen Erwartungen der Geschlechter deutlich. Einig sind sie sich bei Platz drei, mit dem anderen lachen können, sowie bei Rang eins, dem Vertrauen.

Bekommen wir also in einer Beziehung, was wir uns als Singles noch erhofft haben?

Wieder belegt Sex einen untergeordneten Platz. Gut, dass abwechslungsreichen Sex nur 56,2 Prozent der Frauen erwartet hatten, denn nur für 56,7 Prozent erfüllt sich dieser Wunsch. Männer, die zurückhaltend mit 62,4 Prozent auf heiße Nächte gehofft hatten, haben Beziehungssex offenbar unterschätzt, denn bei 70,4 Prozent geht im Bett durchaus die Post ab.

Eine große Enttäuschung für Frauen wie Männer: Die gemeinsamen Freizeitaktivitäten. Fast 80 Prozent der Singlefrauen fanden diese wichtig, erfüllt hat sich dieser Wunsch jedoch nur für 51,2 Prozent, und bei den Männern sieht es sehr ähnlich aus. Überhaupt haben die Partner in einer Beziehung bei weitem nicht so viel Zeit füreinander übrig, wie sie eigentlich denken, dass ihnen guttun würde. 87,8 Prozent der Singlefrauen und 84,2 Prozent der Singlemänner wünschten sich das, doch nur 56,3 Prozent der Frauen und nur 61,2 Prozent der Männer konnten das in ihrer Partnerschaft so ausleben.

Miteinander lachen war 96 Prozent der Singlefrauen und 91,7 Prozent der Singlemänner wichtig. Dass dies in einer Beziehung wirklich möglich ist, bestätigen jedoch nur noch 81,1 Prozent der Frauen und 81,7 Prozent der Männer. Dass Frauen ein wenig ihren Humor verloren haben, könnte daran liegen, dass sich ihr Wunsch nach Beibehaltung der eigenen Karriere nur für 66,4 Prozent von ihnen erfüllt hat. Deutlich die Verliererinnen sind die Frauen auch, was den Respekt angeht. 97,6 Prozent der Singlefrauen wünschen sich den, aber nur 79,8 Prozent erhalten ihn auch.

Wenn es schlussendlich um Liebe und Romantik geht, verlieren beide Geschlechter etwa gleich: 86,9 Prozent der Frauen erhofften sich das in ihrer Beziehung, 86 Prozent der Männer. Für nur niederschmetternde 59,1 Prozent der Frauen und 60,5 Prozent der Männer erfüllte sich diese Erwartung.

Was bedeuten diese Erkenntnisse nun praktisch für die Partnerwahl?

Wir ahnten es bereits: Sexuelle Attraktivität erweist sich als überbewertet. Das Kribbeln allein ist keine Garantie für den richtigen Partner; eine starke sexuelle Anziehungskraft bei unterschiedlichem Status, verschiedenen Interessen und gegensätzlichen Lebensmotiven reicht als Basis einer langfristigen Beziehung nicht aus.

Dagegen ist eindeutig: Ohne Vertrauen funktioniert keine Beziehung, weder in der Erwartung noch in der Realität. Wer eine Partnerschaft eingehen will, muss sich auf seinen Partner verlassen können. Dazu gehört, sich fallen lassen zu können, sich sicher sein zu können, mit allen Schwächen und Stärken akzeptiert zu werden.

Vertrauen ist hierbei kein Zustand, den Sie mit dem ersten Verliebtheitsgefühl erfahren werden, sondern ein Prozess, den Sie sich gemeinsam erarbeiten müssen. Um sich fallen lassen zu können, müssen Sie sicher sein, dass Ihr Partner Sie auch auffangen kann. Doch nicht nur das, Sie müssen dazu vielleicht eine Menge Ängste ablegen, die Sie aus vorherigen Beziehungen mitbringen. Hier bewahrheitet sich der Ratschlag: »Wenn Sie das Gefühl haben, etwas stimmt nicht, dann stimmt auch wirklich etwas nicht.«

Man kann auch den Schluss ziehen, dass wir häufiger unserem Körper und unserem Herzen vertrauen sollten, wenn wir uns von jemandem angezogen fühlen, der möglicherweise nur zum Teil oder vielleicht zunächst gar nicht unserem Beuteraster entspricht.

Der eigenen Prognose sollten wir nicht blind vertrauen, sondern immer wieder hinterfragen, wie eben unser Beuteraster überhaupt entstanden ist. Dabei dürfen wir nicht vergessen: Eine Partnerschaft ohne eine positive Einstellung gegenüber den gemeinsamen Entwicklungsmöglichkeiten wird wenig Chancen auf Bestand haben, was letztlich ebenfalls eine Vertrauensfrage ist.

Und nicht zuletzt, nur wer weiß, was er will, kann gezielt

danach suchen. Überlegen Sie sich also genau, worauf es Ihnen in einer Partnerschaft ankommt, und sparen Sie dabei nicht an Ihren Ansprüchen. Hohe Ansprüche an eine Beziehung sind gut und motivierend, jetzt gilt es, einen Partner zu finden, mit dem sich genau diese Ansprüche ausleben lassen.

Und wie können Sie mit diesen Ansprüchen umgehen? Je früher Sie Ihre Ansprüche an eine Beziehung formulieren, umso eher kann Ihre neue Bekanntschaft sich mit diesen auseinandersetzen – und gegebenenfalls den Rückzug antreten, wenn Ihre Ansprüche sich von den seinen zu sehr unterscheiden. Allerdings müssen Sie deutlich formulieren, dass Sie Ihren Partner nicht so formen und hinbiegen möchten, dass er Ihren Ansprüchen gerecht wird, sondern dass Sie einen Partner suchen, der mit Ihnen gemeinsam diese Ansprüche an eine Beziehung umsetzt.

Was sich wie Haarspalterei anhört, bezieht sich jedoch tatsächlich auf zwei völlig unterschiedliche Ansätze. Wer seinen Partner respektiert, wird ihn nicht verändern wollen. Wer aber an seiner Beziehung arbeiten möchte, der holt dazu seinen Partner ins Boot, und beide ändern gemeinsam, was ihrer Meinung nach an der Beziehung zu verbessern wäre.

Und dann haben Sie einen Traumprinz nicht mehr nötig.

Dank

Ganz besonders herzlichen Dank an meine Kollegin und Freundin Lisa Fischbach sowie an Arndt Roller von PARSHIP.de und dem PARSHIP-Team für die vielfältige Unterstützung. Und ich danke meiner Agentin Gudrun Rohe und den Kolleginnen von Mosaik bei Goldmann, die mir erneut durch ihre Geduld und ihr Vertrauen bestätigten, dass es nichts gibt, was sich nicht noch verbessern ließe.

Anhang

Nachwort zur Methodik

Wie schon bei meinen Ratgebern »Online-Dating« und »Dating-Regeln« habe ich für dieses Buch rund 400 Fragebögen und etwa 100 Interviews aus meiner Arbeit als Singlecoach ausgewertet. Darüber hinaus berufe ich mich auf zahlreiche wissenschaftliche Studien, die Sie in der Referenzliste einsehen können, häufig sind sie im Text selbst vermerkt. Alle persönlichen Berichte wurden selbstverständlich ausschließlich mit Zustimmung der betroffenen Personen verwandt. Mein Dank gilt allen, die mir bereitwillig Auskunft gaben und nicht zögerten, auch schmerzhafte und intime Erlebnisse zu erzählen.

Rat und Hilfe

Niedergelassene Therapeuten

Mit zwischen 60 und 150 Euro pro Therapiestunde müssen Sie rechnen, wenn Sie professionelle Hilfe in Anspruch nehmen möchten, am besten bei einem Psychotherapeuten oder Diplompsychologen mit mehrjähriger Erfahrung. Die Krankenkassen kommen für diese Gebühren in der Regel nicht auf.

Psychotherapie-Informations-Dienst
Oberer Lindweg 2
53129 Bonn
Tel.: 0228/746699
www.psychotherapiesuche.de.

Deutsche Gesellschaft für Verhaltenstherapie e.V.
Neckarhalde 55
72070 Tübingen
Tel.: 07071/94340
www.dgvt.de.

Deutscher Dachverband für Psychotherapie (DVP)
Wielandstr. 10
60318 Frankfurt
Tel.: 069/779366
www.dvp-ev.de.

Deutscher Psychotherapeutenverband (DPTV) e.V.
Am Karlsbad 15
10785 Berlin
Tel.: 030/235009-0
www.dptv.de

Beratungsstellen

Kirchen, öffentliche Träger (Städte und Landkreise) und anerkannte freie Träger bieten bundesweit Beratungsstellen an, die sich vor allem an Paare richten, deren Beziehung in einer Krise steckt.

Die Deutsche Arbeitsgemeinschaft für Jugend- und Eheberatung bietet einen »Beratungsführer Online« mit einer Datenbank von Beratungsstellen in ganz Deutschland (www.dajeb.de).

Die Adressen aller Pro-Familia-Einrichtungen finden Sie unter www.profamilia.de.

Coaching

Zahlreiche Themenfelder werden auch im Rahmen von Coachings oder Lebenshilfe angeboten: Selbstdarstellung, »Wer passt zu mir?«, »Warum finde ich immer, was ich nicht suche?«, Kommunikation und Persönlichkeitsentwicklung sowie Single-Coaching.

Adressen in Ihrer Nähe finden Sie auf den Websiten der Coaching Verbände:
Deutscher Bundesverband Coaching e.V. (www.dbvc.de)
Deutsche Gesellschaft für Coaching e.V.
(www.coaching-dgfc.de)

Deutscher Verband für Coaching und Training e.V.
(www.dvct.de)
Austrian Coaching Council
(www.coachingdachverband.at)

Literaturverzeichnis

Bandelow, Borwin: Das Angstbuch. Woher Ängste kommen und wie man sie bekämpfen kann, Rowohlt 2006.

Beck, Hanno: Der Liebesökonom. Von Kosten und Nutzen einer Himmelsmacht, Frankfurter Allgemeine Buch 2005.

Blossfeld, Hans-Peter und Andreas Timm (Hrsg.): Who Marries Whom? Educational Systems as Marriage Markets in Modern Societies, Kluwer Academic Publishers 2003.

Buss, David: Die Evolution des Begehrens. Geheimnisse der Partnerwahl, Goldmann 2000.

Carter, Steven und Julia Sokol: Nah und doch so fern. Beziehungsangst und ihre Folgen, Fischer 2000.

Döge, Peter und Rainer Volz: »Wollen Frauen den neuen Mann? Traditionelle Geschlechterbilder als Blockaden von Geschlechterpolitik«, Konrad-Adenauer-Stiftung e.V. 2002.

Fisher, Helen: Warum wir lieben. Die Chemie der Leidenschaft, Patmos 2005.

Fisher, Helen: Anatomie der Liebe. Warum Paare sich finden, sich binden und auseinandergehen, Knaur 1995.

Grammer, Karl: Signale der Liebe. Die biologischen Gesetze der Partnerschaft, dtv 1995.

Grammer, Karl: »Man gerät immer an den Richtigen«, in: Psychologie Heute 1997.

Hassebrauck, Manfred und Reiner Niketta (Hrsg.): Physische Attraktivität. Ein Überblick über den Forschungsstand, Hogrefe Verlag 1993.

Hippokrates: Ausgewählte Schriften, Reclam 1994.

Hunter, Michael D. et al.: »Male and Female Voices Activate Distinct Regions in the Male Brain«, in: NeuroImage Vol. 27 (3) 2005.

Illouz, Eva: Der Konsum der Romantik. Liebe und die kulturellen Widersprüche des Kapitalismus, Campus 2003.

Lee, John Alan: Colors of Love. An Exploration of the Ways of Loving, New Press 1973.

Miller, Geoffrey: Die sexuelle Evolution. Partnerwahl und die Entstehung des Geistes, Spektrum 2001.

Molloy, John T.: Why Men Marry Some Women and Not Others, Warner Books 2004.

Money, John: Lovemaps: Clinical Concepts of Sexual/Erotic Health and Pathology, Paraphilia and Gender Transposition in Childhood, Adolescence, and Maturity, Irvington 1986.

Murray, Sandra L. et al: »The Self-fulfilling Nature of Positive Illusions in Romantic Relationships: Love is not Blind, but Prescient«, in: Journal of Personality and Social Psychology 71/1996.

Oswald, Andrew und David Blanchflower: »Money, Sex and

Happiness: An Empirical Study«, in: Scandinavian Journal of Economics Vol. 106 (3) 2004.
Pinker, Steven: Wie das Denken im Kopf entsteht, Kindler 2002.
Reiss, Steven: Who Am I? The 16 Basic Desires That Motivate Our Actions and Define Our Personalities, Jeremy P. Tarcher 2002.
Rentfrow, Jason und Samuel Gosling: »Message in a Ballad: The Role of Music Preferences in Interpersonal Perception«, in: Psychological Science Nr. 17/2006.
Riemann, Fritz: Grundformen der Angst. Eine tiefenpsychologische Studie, Reinhardt 2006.
Savic, Ivanka et al.: »Brain Response to Putative Pheromones in Homosexual Men«, in: Proceedings of the National Academy of Sciences of the USA Vol. 102/2005.
Schmidt, Gunter (Hrsg.): Kinder der sexuellen Revolution. Kontinuität und Wandel im studentischen Sexualverhalten 1966 – 1996. Eine empirische Untersuchung, Psychosozial-Verlag 2000.
Schmitz, Margot und Michael: Seelenfraß. Wie Sie den inneren Terror der Angst besiegen, Ueberreuter 2005.
Sigusch, Volkmar: »Weiße und schwarze Sexualität«, in: FOCUS 3/2006.
Sigusch, Volkmar: Sexuelle Welten. Zwischenrufe eines Sexualforschers, Psychosozial-Verlag 2005.
Sills, Judith: Liebe nach dem ersten Blick. Handbuch für Romantiker, Rowohlt 1991.
Thornhill, Randy, Steven W. Gangestad, et al.: »Symmetry

and Body Scent Attractiveness in Men and Women«, in: Behavioral Ecology 14/2003.

Timm, Andreas: Partnerwahl- und Heiratsmuster in modernen Gesellschaften. Der Einfluss des Bildungssystems, Deutscher Universitäts Verlag 2004.

Todd, Peter und Geoffrey Miller: »From Pride and Prejudice to Persuasion: Satisficing in Mate Search«, in: Gerd Gigerenzer und Peter Todd (Hrsg.), Simple Heuristics That Make us Smart, Oxford Univerity Press 2000.

Wallerstein, Judith S. et al.: Scheidungsfolgen – Die Kinder tragen die Last. Eine Langzeitstudie über 25 Jahre, Beltz 2002.

Wedekind, Claus: »Mate Choice and Maternal Selection for Specific Parasite Resistances before, during and after Fertilization«, in: Biological Sciences Vol. 346 (1317) 1994.

Willi, Jürg: Was hält Paare zusammen?, Rowohlt 1991.

Wunderer, Eva: Partnerschaft zwischen Anspruch und Wirklichkeit, Beltz 2003.

Zajonc, Robert B. : »Attitudinal Effects of Mere Exposure«, in: Journal of Personality and Social Psychology 9 (2) 1968.

Zons, Achim: »Die Sache mit der Leidenschaft. Interview mit Karl Grammer«, in: Süddeutsche Zeitung 24.11.2005.

Register